성남시의료원

제1회 간호직 필기시험 모의고사

KB086091

⟨**직업기초능력평가**(의사소통, 수리, 문제해결, 직업윤리), **성인간호학**⟩

성 명		생년월일	
시험시간	90분	문 항 수	80문항

⟨응시 전 확인 사항⟩

○ 문제지의 해당란에 성명과 생년월일을 정확히 기재하십시오.

○ 답안지의 해당란에 성명과 수험번호를 쓰고 답을 정확히 기재하십시오.

SEOWONGAK

(주)서원각

01 직업기초능력평가(60분)

1. 다음은 행복 아파트의 애완동물 사육 규정의 일부이다. 다음과 같은 규정을 참고할 때, 거주자들에게 안내되어야 할 사항으로 적절하지 않은 것은?

제4조(애완동물 사육 시 준수사항)

1. 애완동물은 훈련을 철저히 하며 항상 청결상태를 유지하고, 소음발생 등으로 입주자 등에게 피해를 주지 않아야 한다.
2. 애완동물의 사육은 규정된 종류의 동물에 한하며, 년 ○회 이상 정기검진을 실시하고 진드기 및 해충기생 등의 예방을 철저히 하여야 한다.
3. 애완동물을 동반하여 승강기에 탑승할 경우 반드시 안고 탑승, 타인에게 공포감을 주지 말아야 한다.
4. 애완동물과 함께 산책할 경우 반드시 목줄을 사용하여야 하며, 배설물을 수거할 수 있는 장비를 지참하여 즉시 수거하여야 한다.
5. 애완동물을 동반한 야간 외출 시 손전등을 휴대하여 타인에게 공포감을 주지 않도록 하여야 한다.
6. 앞, 뒤 베란다 배수관 및 베란다 밖으로 배변처리를 금지한다.
7. 애완동물과 함께 체육시설, 화단 등 공공시설의 출입은 금지한다.

제5조(애완동물 사육에 대한 동의)

1. 애완견동물을 사육하고자 하는 세대에서는 단지 내 애완동물 동호회를 만들거나 가입하여 공공의 이익을 위하여 활동할 수 있다.
2. 애완동물을 사육하는 세대는 사육 동물의 종류와 마리 수를 관리실에 고지해야 하며 애완동물을 제외한 기타 가축을 사육하고자 하는 세대에서는 반드시 관리실의 동의를 구하여야 한다.
3. 애완동물 사육 시 해당 동의 라인에서 입주민 다수의 민원(반상회 건의 등)이 있는 세대에는 재발 방지를 위하여 서약서를 징구할 수 있으며, 이후 재민원이 발생할 경우 관리규약에 의거하여 애완동물을 사육할 수 없도록 한다.
4. 세대 당 애완동물의 사육두수는 ○마리로 제한한다.

제6조(환경보호)

1. 애완동물을 사육하는 세대는 동호회에서 정기적으로 실시하는 단지 내 공용부분의 청소에 참여하여야 한다.
2. 청소는 동호회에서 관리하며, 청소에 참석하지 않는 세대는 동호회 회칙으로 정한 청소비를 납부하여야 한다.

---

① "애완동물 동호회에 가입하지 않으신 애완동물 사육 세대에서도 공용부분 청소에 참여하셔야 합니다."
② "애완동물을 사육하는 세대는 사육 동물의 종류와 마리 수를 관리실에 반드시 고지하셔야 합니다."
③ "단지 내 주민 체육관에는 애완동물을 데리고 입장하실 수 없으니 착오 없으시기 바랍니다."
④ "애완동물을 동반하고 이동하실 경우, 승강기 이용이 제한되오니 반드시 계단을 이용해 주시기 바랍니다."
⑤ "애완동물 사육에 따른 주민들의 불편이 가중될 경우 사육이 금지될 수도 있으니 이 점 양해 바랍니다."

2. 다음의 괄호에 알맞은 한자성어는?

일을 하다 보면 균형과 절제가 필요하다는 것을 알게 된다. 일의 수행 과정에서 부분적 잘못을 바로 잡으려다 정작 일 자체를 뒤엎어 버리는 경우가 왕왕 발생하기 때문이다. 흔히 속담에 빈대 잡으려다 초가삼간 태운다. 라는 말은 여기에 해당할 것이다. 따라서 부분적 결점을 바로잡으려다 본질을 해치는 ( )의 어리석음을 저질러서는 안 된다.

---

① 개과불린(改過不吝)
② 경거망동(輕擧妄動)
③ 교각살우(矯角殺牛)
④ 부화뇌동(附和雷同)
⑤ 낭중지추(囊中之錐)

3. 다음 글과 어울리는 사자성어로 적절한 것은?

진나라의 사마위강은 자신이 모시는 도공에게 이런 말을 하였다. "전하, 나라가 편안할 때일수록 위기가 닥쳐올 것을 대비해야 합니다. 위기가 닥칠 것을 대비해 항상 만반의 준비를 하고 있어야 합니다. 미리 준비를 하고 있으면 걱정할 것이 아무것도 없습니다." 이 말을 깊이 새겨들은 도강은 위기에 대처할 수 있도록 준비하였고, 마침내 천하통일을 이루었다.

---

① 토사구팽(兎死狗烹)   ② 유비무환(有備無患)
③ 와신상담(臥薪嘗膽)   ④ 선공후사(先公後私)
⑤ 맥수지탄(麥秀之嘆)

4. 다음 밑줄 친 한자성어와 거리가 가장 먼 것은?

평안도 도절제사에게 전지하기를, "연대(烟臺)를 설비하는 것은 높은 데에 올라 멀리 관망하며 변경을 사찰하여, 유사시에는 각(角)을 불고 포(砲)를 놓아 이를 사방 인근에 알리고는, 혹은 싸우기도 하고 혹은 수비하는 등, 만전을 기하는 이기(利器)인 까닭에, 여연(閭延)·자성(慈城)·강계(江界)·이산(理山) 등 각 고을에 일찍이 화통 교습관(火㷁敎習官)을 보내어 연대를 설치할 만한 곳을 심정(審定)한 바 있다. 그러나, 신진인 이 무리들의 본 것이 혹시 대사를 그르치지나 않을까 염려되었으므로 즉시 시행하지 못했던 것이니, 경은 친히 가서 두루 관찰하고 그 가부를 상량(商量)한 연후에 기지를 정하여 축조하도록 하라. 대저 처음에는 근면하다가도 종말에 태만해지는 것의 사람의 상정이며, 더욱이 우리 동인(東人)의 고질이다. 그러므로, 속담에 말하기를 <u>고려공사삼일(高麗公事三日)</u>이라고 하지만, 이 말이 정녕 헛된 말은 아니다. 이 앞서에 외적 침입의 대비를 다하지 않은 것이 아니었으나, 저 적도들이 지난 해 정월에는 여연 읍성(邑城)을 침입해 왔고, 7월엔 재차 훈두(薰豆)·조명간(趙明干)의 구자(口子)를 표략(摽掠)한 바 있으며, 금년 5월엔 다시 조명간에 침입하는 등 네 차례나 침입해 왔는데도, 변장이 한 적의 머리도 베어 얻지 못하였으니, 이는 다름이 아니라, 모두가 비어(備禦)에 태만했던 까닭으로 그러한 것이었다. 오늘날 비록 연대를 축조한다 해도, 만일 태만히 하고 미리 대비하지 않는다면 불측의 우환을 막아내기 어려운 사태가 반드시 전일의 그것과 꼭 같을 것이다. 이것이 무장과 지사(志士)들의 분권절치(奮拳切齒)할 바이니, 경은 이미 내 의중을 잘 알고 있는 터이매 마땅히 한결 같이 책임지고 심력을 기울여 이를 배치하라." 하였다.

① 작심삼일(作心三日)
② 조령모개(朝令暮改)
③ 읍참마속(泣斬馬謖)
④ 용두사미(龍頭蛇尾)
⑤ 조개모변(朝令暮改)

5. 다음 글을 읽고 독자의 반응으로 옳지 않은 것으로 짝지어진 것은?

1918년 캘리포니아의 요세미티 국립공원에 인접한 헤츠헤치 계곡에 댐과 저수지를 건설하자는 제안을 놓고 중요한 논쟁이 벌어졌다. 샌프란시스코에 물이 부족해지자 헤츠헤치 계곡을 수몰시키는 댐을 건설하여 샌프란시스코에 물을 안정적으로 공급하자는 계획이 등장한 것이다. 이 계획안을 놓고 핀쇼와 뮤어 사이에 중요한 논쟁이 벌어지는데, 이는 이후 환경문제에 대한 유력한 두 가지 견해를 상징적으로 드러낸다.

핀쇼는 당시 미국 산림청장으로서 미국에서 거의 최초로 전문적인 교육과 훈련을 받은 임업전문가 중의 한 사람이었다. 또한 핀쇼는 환경의 보호관리(conservation) 운동의 창시자였다. 이 운동은 산림 지역을 지혜롭게 이용하기 위해서는 이를 보호하는 동시에 적절하게 관리해야 한다는 주장을 폈다. 핀쇼는 국유림을 과학적으로 경영, 관리해야 한다고 생각하였다. 그의 기본 방침은 국유지는 대중의 필요와 사용을 위해 존재한다는 것이었다. 그는 "어떤 사람은 산림이 아름답고 야생 생물의 안식처라는 이유를 들어 이를 보존해야 한다고 주장한다. 하지만 우리의 산림 정책의 목표는 산림을 보존하는 것이 아니라 이를 활용하여 행복한 가정을 꾸미고 대중의 복지를 추구하는 것"이라고 말하였다. 핀쇼는 계곡에 댐을 건설하려는 샌프란시스코시의 계획을 지지하였는데 그 근거는 계곡의 댐 건설이 수백만의 사람들이 필요로 하는 물을 제공할 수 있다는 점이었다. 그는 이것이 자연자원을 가장 효과적으로 사용하는 방법이라고 생각하였다.

반면 시에라 클럽의 창립자이며 자연보존(preservation) 운동의 대변인인 뮤어는 계곡의 보존을 주장하였다. 그는 자연을 인간의 소비를 위한 단순한 상품으로만 간주하는 보호관리주의가 심각한 문제점을 지닌다고 생각하였다. 그는 야생 자연의 정신적이고 심미적인 가치를 강조했으며, 모든 생명체의 내재적 가치를 존중하였다. 그는 헤츠헤치 계곡이 원형대로 보존되어야 하며 댐을 건설하여 계곡을 파괴하는 인간의 행위는 막아야 한다고 주장하였다.

㉠ 정아 : 위 글에는 환경문제에 대한 두 가지 견해가 나타나 있어.
㉡ 연수 : 두 명의 전문가의 의견은 서로 대립되고 있어
㉢ 인아 : 당시 미국 산림청장이던 뮤어는 계곡의 보존을 주장하였어.
㉣ 우리 : 핀쇼는 산림정책의 목표를 산림을 활용해서 대중의 복지를 추구하는 것으로 보았어.

① ㉠
② ㉡
③ ㉢
④ ㉣
⑤ ㉠㉡

6. 다음은 정약용의 「여유당전서」 중 유배지에서 두 아들에게 보낸 편지의 일부이다. ⊙과 동일한 의미로 쓰인 것은?

해가 새로 바뀌었다. 군자는 새해를 맞이하면 반드시 그 마음과 행동을 한번 새롭게 하여야 한다. 나는 젊었을 때에 설을 맞이할 때마다 반드시 그해에 공부할 과제를 미리 정하였다. 예를 들어, 무슨 책을 읽고 어떤 글을 뽑아 적겠다는 것을 미리 정하여 놓은 뒤에 그대로 실행하였다. 간혹 몇 달 뒤에 이르러 부득이한 일이 생겨 계획대로 실행하지 못하는 경우도 있었지만, 선(善)을 좋아하고 앞으로 전진하려는 뜻만큼은 스스로 숨길 수 없었다. 내가 지금까지 너희들에게 계속해서 학문할 것을 권면하였는데 그동안 너희들로부터 편지를 모두 몇 차례 받았으나, 아직 경전(經傳)의 의심스러운 곳이나 예악(禮樂)의 의문스러운 점, 사책(史册)에 대한 논란을 한 조목도 물은 적이 없었다. 어찌하여 너희들은 이렇게 내 말을 건성으로 듣고 마음에 새겨 두지 않느냐? 너희는 시장(市井) 옆에서 생장하여 어린 시절에 접한 것이 대부분 문 앞의 식객이나 시중드는 하인배와 아전들이어서 입에 올리고 마음에 두는 것이 모두가 약삭빠르고 경박하며 비루하고 ⊙어지러운 것이다. 이러한 병통이 깊이 골수에 들어가 있어서 마음속에 선을 좋아하고 학문에 힘쓰려는 뜻이 전혀 없게 된 것이다. 내가 밤낮으로 애를 태우며 초조하게 돌아가려고 하는 것은 너희들이 뼈가 점점 굳어지고 기운이 점점 사나워져서 한두 해가 지나면 매우 불초한 자의 생활을 하게 되고 말 것임을 알기 때문이다. 지난해에 이곳에서 병이 나서 여름 내내 병환 속에서 보냈고, 10월 이후로는 또 말할 수 있는 처지가 아니었으니 이 점은 너희들을 용서할 만하다. 그러나 마음에 진실로 반 푼의 성의라도 있다면 창과 방패가 난무하는 난리 속이라 할지라도 반드시 진보가 있을 것이다. 집에 책이 없느냐, 재주가 없느냐. 눈과 귀가 총명하지 못하냐. 대체 무엇 때문에 자포자기하는 것이냐?

① 살충제 냄새에 어지러운 듯 잠시 비틀거렸다.

② 지난 추억에 마음이 어지러워 잠을 설쳤다.

③ 이렇게나 방이 어지러운데 손님을 초대한다니.

④ 그는 어지러운 태도로 고객을 응대하여 항의를 받았다.

⑤ 나라가 어지러울 때 일수록 나라를 위해 목숨을 바친 순국선열들을 생각하여라.

7. 다음 중 밑줄 친 단어를 교체하기에 가장 적절한 것은?

프랑스의 과학기술학자인 브루노 라투르는 아파트 단지 등에서 흔히 보이는 과속방지용 둔덕을 통해 기술이 인간에게 어떤 역할을 수행하는지를 흥미롭게 설명한다. 운전자들은 둔덕 앞에서 자연스럽게 속도를 줄인다. 그런데 운전자가 이렇게 하는 이유는 이웃을 생각해서가 아니라, 빠른 속도로 둔덕을 넘었다가는 차에 무리가 가기 때문이다. 즉 둔덕은 "타인을 위해 과속을 하면 안 된다."는 (사람들이 잘 지키지 않는) 도덕적 심성을 "과속을 하면 내 차에 고장이 날 수 있다."는 (사람들이 잘 지키는) 이기적 태도로 바꾸는 역할을 한다. 라투르는 과속방지용 둔덕을 "잠자는 경찰"이라고 부르면서, 이것이 교통경찰의 역할을 대신한다고 보았다. 이렇게 라투르는 인간이 했던 역할을 기술이 대신 수행함으로써 우리 사회의 훌륭한 행위자가 된다고 하였다.

라투르는 총기의 예도 즐겨 사용한다. 총기 사용 규제를 주장하는 사람들은 총이 없으면 일어나지 않을 살인 사건이 총 때문에 발생한다고 주장한다. 반면에 총기 사용 규제에 반대하는 그룹은 살인은 사람이 <u>저지르는</u> 것이며, 총은 중립적인 도구일 뿐이라고 주장한다. 라투르는 전자를 기술결정론, 후자를 사회결정론으로 분류하면서 이 두 가지 입장을 모두 비판한다. 그의 주장은 사람이 총을 가짐으로써 사람도 바뀌고 총도 바뀐다는 것이다. 즉 총과 사람의 합체라는 잡종이 새로운 행위자로 등장하며, 이 잡종 행위자는 이전에 가졌던 목표와는 다른 목표를 가지게 된다. 예를 들어, 원래는 다른 사람에게 겁만 주려 했는데, 총이 손에 쥐어져 있어 살인을 저지르게 되는 식이다.

라투르는 서양의 학문이 자연, 사회, 인간만을 다루어 왔다고 강하게 비판한다. 라투르에 따르면 서양의 학문은 기술과 같은 '비인간'을 학문의 대상에서 제외했다. 과학이 자연을 탐구하려면 기술이 바탕이 되는 실험기기에 의존해야 하지만, 과학은 기술을 학문 대상이 아닌 도구로 취급했다. 사회 구성 요소 중에 가장 중요한 것은 기술이지만, 사회과학자들은 기술에는 관심이 거의 없었다. 철학자들은 인간을 주체/객체로 나누면서, 기술을 저급하고 수동적인 대상으로만 취급했다. 그 결과 기술과 같은 비인간이 제외된 자연과 사회가 근대성의 핵심이 되었다. 결국 라투르는 행위자로서 기술의 능동적 역할에 주목하면서, 이를 통해 서구의 근대적 과학과 철학이 범했던 자연/사회, 주체/객체의 이분법을 극복하고자 하였다.

① 반하는   ② 범하는

③ 전달하는   ④ 중립적인

⑤ 이용하는

8. 보기의 문장이 들어갈 위치로 적절한 것은?

　　백 명의 학생들을 두 집단으로 나누어 그 중 한 집단에게는 실제로 동전을 백 번 던져서 그 결과를 종이에 기록하라고 하고, 다른 집단에게는 동전을 백 번 던진다고 상상하여 그 결과가 최대한 실제로 던진 것처럼 보이도록 기록하라고 지시했다. (㉠) 전자를 '실제 기록', 후자를 '상상 기록'이라고 하자. 기록을 작성한 학생 말고는 누구도 어느 것이 실제 기록이고 어느 것이 상상 기록인지 모른다. (㉡) 우리의 과제는 기록의 내용을 보고 실제 기록 집단과 상상 기록 집단을 구분해내는 것이다. 그런데 다음과 같은 점들을 염두에 둔다면, 우리는 이 과제를 꽤 성공적으로 수행할 수 있다. (㉢)

　　정상적인 동전을 실제로 던졌을 때 앞면이 나올 확률과 뒷면이 나올 확률은 모두 1/2이다. 그 동전을 두 번 던져 모두 앞면이 나올 확률은 1/4이다. 동전 던지기 횟수를 늘렸을 때 확률이 어떻게 변하는지 보려면 그저 계속 곱하기만 하면 된다. (㉣) 결과는 1/64, 즉 2%도 되지 않는다. 그렇지만 이런 낮은 확률은 던진 횟수가 여섯 번일 때에만 해당하는 수치이다. 동전을 던지는 횟수를 증가시키면 같은 면이 여섯 번 연속으로 나올 확률이 높아진다. (㉤)

〈보기〉

　　따라서 여섯 번 연속 앞면이 나올 확률은 1/2을 여섯 번 곱하면 된다.

① ㉠
② ㉡
③ ㉢
④ ㉣
⑤ ㉤

9. 다음 제시문과 어울리는 속담은 무엇인가?

　　최근 유명 A브랜드에서 고객 개인정보가 유출되었다는 사실이 확인되었다. A브랜드는 사고를 인지한 후 원인을 파악하고 해당 경로를 차단하여 보완조치를 완료했으며, 고객 개인정보 유출 사건에 대하여 데이터 보안을 절대적인 우선순위로 두고 모니터링 할 것을 약속했으나 이미 고객의 이름과 생일, 전화번호, 구매 내역까지 유출되어 소비자들의 신뢰를 잃었다.

① 닭도 홰에서 떨어지는 날이 있다.
② 바늘 도둑이 소 도둑 된다.
③ 떡 본 김에 제사 지낸다.
④ 소 잃고 외양간 고친다.
⑤ 메밀도 굴러가다 서는 모가 있다.

10. 다음 중 ㉠의 의미로 적절한 것은?

　　우리 민족은 고유한 성(姓)과 더불어 성씨 앞에 특정 지역의 명칭을 붙여 사용하고 있다. 이를 본관이라고 하는데, 본관의 사용은 고려 시대부터 시작되었다. 고려 전기 본관제(本貫制)의 기능은 무엇보다 민(民)에 대한 통제책과 밀접하게 관련되어 있었다. 민의 거주지를 파악하기 위한 수단이었음은 물론이며 신분, 계층, 역(役) 등을 파악하고 통제하는 수단이 되었다. 운영 원리로 볼 때 지역 간 또는 지역 내의 위계적인 지배방식과도 관련되어 있었다. 그리고 그것은 국가권력의 의사가 개별 민에게 일방적으로 관철되는 방식이 아니라 향촌사회에 존재하고 있던 공동체적 관계를 통해 관철되는 방식이었다.

　　12세기부터 향촌 사회에서 향촌민이 몰락하여 계급분화가 심화되고 유망(有望) 현상이 극심하게 ㉠일어나면서, 본관제를 통한 거주지 통제 정책은 느슨해져 갔다. 이러한 상황에 대처하여 고려 정부는 민이 거주하고 있는 현재의 거주지를 인정하고 그 거주지의 민을 호적에 올려 수취를 도모하는 정책을 시도하게 되었다. 이에 따라 지역 간 위계를 두는 지배방식을 유지하기 어렵게 되었다. 향소부곡과 같은 특수행정구역이 감소되었으며, 부곡민도 일반 군현민과 서로 교류하고 이동할 정도로 군현민과의 신분적인 차이가 미미해졌다.

　　향촌사회의 변동은 많은 변화를 초래하였다. 먼저 향리층이 이전처럼 향촌질서를 주도하기 어려워졌다. 향리층은 본관을 떠나 이동하였고, 토착성이 희박해진 속성(續成)이 증가하였다. 이들은 살기 좋은 곳을 찾아 이주하거나 외향(外鄕)이나 처향(妻鄕)에서 지역 기반을 마련하는 경우가 많았다. 향리층은 아전층인 이족(吏族)과 재지품관층인 사족(士族)으로 분화하기 시작하였고, 이후 사족은 지방관과 함께 향촌사회 지배의 일부를 담당하였다. 또한 본관이 점차 관념적인 혈연을 의미하는 것으로 바뀌게 되었고, 동성(同姓)은 본래 동본(同本)이었다는 관념이 커지게 되었다. 동성동본 관념은 성관(姓貫)의 통합을 촉진시켰고, 군소 성관들이 본래의 본관을 같은 성(姓)의 유력 본관에 따라 고치는 현상을 확대시켰다.

　　본관제의 성격이 변화함에 따라, 죄 지은 자를 자기 본관으로 돌려보내는 귀향형(歸鄕刑)이나 특정한 역에 편입시키는 충상호형(充償戶刑)과 같은 법제는 폐지되었다. 그러한 법제는 본관제의 기능과 관련해서만 유의미했기 때문이다.

① 탐관오리의 부정에 불만을 품어, 민란을 <u>일으켰다</u>.
② 나를 무시하는 태도에 화가 <u>일었지만</u> 마음을 다스렸다.
③ 또 제 시간에 <u>일어나지</u> 못하고 늦잠을 자고 말았다.
④ 기립성 저혈압 때문에 앉았다 <u>일어나면</u> 눈앞이 어지럽다.
⑤ 그의 연설은 꺼져 가던 의지를 <u>일으켰다</u>.

11. 다음 글에 나타난 아리스토텔레스의 견해에 대한 이해로 가장 적절한 것은?

자연에서 발생하는 모든 일은 목적 지향적인가? 자기 몸통보다 더 큰 나뭇가지나 잎사귀를 허둥대며 운반하는 개미들은 분명히 목적을 가진 듯이 보인다. 그런데 가을에 지는 낙엽이나 한밤중에 쏟아지는 우박도 목적을 가질까? 아리스토텔레스는 모든 자연물이 목적을 추구하는 본성을 타고나며, 외적 원인이 아니라 내재적 본성에 따른 운동을 한다는 목적론을 제시한다. 그는 자연물이 단순히 목적을 갖는 데 그치는 것이 아니라 목적을 실현할 능력도 타고나며, 그 목적은 방해받지 않는 한 반드시 실현될 것이고, 그 본성적 목적의 실현은 운동 주체에 항상 바람직한 결과를 가져온다고 믿는다. 아리스토텔레스는 이러한 자신의 견해를 "자연은 헛된 일을 하지 않는다!"라는 말로 요약한다.

근대에 접어들어 모든 사물이 생명력을 갖지 않는 일종의 기계라는 견해가 강조되면서, 아리스토텔레스의 목적론은 비과학적이라는 이유로 많은 비판에 직면한다. 갈릴레이는 목적론적 설명이 과학적 설명으로 사용될 수 없다고 주장하며, 베이컨은 목적에 대한 탐구가 과학에 무익하다고 평가하고, 스피노자는 목적론이 자연에 대한 이해를 왜곡한다고 비판한다. 이들의 비판은 목적론이 인간 이외의 자연물도 이성을 갖는 것으로 의인화한다는 것이다. 그러나 이런 비판과는 달리 아리스토텔레스는 자연물을 생물과 무생물로, 생물을 식물·동물·인간으로 나누고, 인간만이 이성을 지닌다고 생각했다.

일부 현대 학자들은, 근대 사상가들이 당시 과학에 기초한 기계론적 모형이 더 설득력을 갖는다는 일종의 교조적 믿음에 의존했을 뿐, 아리스토텔레스의 목적론을 거부할 충분한 근거를 제시하지 못했다고 비판한다. 이런 맥락에서 볼로틴은 근대 과학이 자연에 목적이 없음을 보이지도 못했고 그렇게 하려는 시도조차 하지 않았다고 지적한다. 또한 우드필드는 목적론적 설명이 과학적 설명은 아니지만, 목적론의 옳고 그름을 확인할 수 없기 때문에 목적론이 거짓이라 할 수도 없다고 지적한다.

17세기의 과학은 실험을 통해 과학적 설명의 참·거짓을 확인할 것을 요구했고, 그런 경향은 생명체를 비롯한 세상의 모든 것이 물질로만 구성된다는 물질론으로 이어졌으며, 물질론 가운데 일부는 모든 생물학적 과정이 물리·화학 법칙으로 설명된다는 환원론으로 이어졌다. 이런 환원론은 살아 있는 생명체가 죽은 물질과 다르지 않음을 함축한다. 하지만 아리스토텔레스는 자연물의 물질적 구성 요소를 알면 그것의 본성을 모두 설명할 수 있다는 엠페도클레스의 견해를 반박했다. 이 반박은 자연물이 단순히 물질로만 이루어진 것이 아니며, 또한 그것의 본성이 단순히 물리·화학적으로 환원되지도 않는다는 주장을 내포한다.

첨단 과학의 발전에도 불구하고 생명체의 존재 원리와 이유를 정확히 규명하는 과제는 아직 진행 중이다. 자연물의 구성 요소에 대한 아리스토텔레스의 탐구는 자연물이 존재하고 운동하는 원리와 이유를 밝히려는 것이었고, 그의 목적론은 지금까지 이어지는 그러한 탐구의 출발점이라 할 수 있다.

① 자연물의 본성적 운동은 외적 원인에 의해 야기되기도 한다.
② 낙엽의 운동은 본성적 목적 개념으로는 설명되지 않는다.
③ 본성적 운동의 주체는 본성을 실현할 능력을 갖고 있다.
④ 자연물의 목적 실현은 때로는 그 자연물에 해가 된다.
⑤ 개미의 본성적 운동은 이성에 의한 것으로 설명된다.

12. 다음 글에 대한 이해로 적절하지 않은 것은?

외국 통화에 대한 자국 통화의 교환 비율을 의미하는 환율은 장기적으로 한 국가의 생산성과 물가 등 기초 경제 여건을 반영하는 수준으로 수렴된다. 그러나 단기적으로 환율은 이와 괴리되어 움직이는 경우가 있다. 만약 환율이 예상과는 다른 방향으로 움직이거나 또는 비록 예상과 같은 방향으로 움직이더라도 변동 폭이 예상보다 크게 나타날 경우 경제 주체들은 과도한 위험에 노출될 수 있다. 환율이나 주가 등 경제 변수가 단기에 지나치게 상승 또는 하락하는 현상을 오버슈팅(overshooting)이라고 한다. 이러한 오버슈팅은 물가 경직성 또는 금융 시장 변동에 따른 불안 심리 등에 의해 촉발되는 것으로 알려져 있다. 여기서 물가 경직성은 시장에서 가격이 조정되기 어려운 정도를 의미한다.

물가 경직성에 따른 환율의 오버슈팅을 이해하기 위해 통화를 금융 자산의 일종으로 보고 경제 충격에 대해 장기와 단기에 환율이 어떻게 조정되는지 알아보자. 경제에 충격이 발생할 때 물가나 환율은 충격을 흡수하는 조정 과정을 거치게 된다. 물가는 단기에는 장기 계약 및 공공요금 규제 등으로 인해 경직적이지만 장기에는 신축적으로 조정된다. 반면 환율은 단기에서도 신축적인 조정이 가능하다. 이러한 물가와 환율의 조정 속도 차이가 오버슈팅을 초래한다. 물가와 환율이 모두 신축적으로 조정되는 장기에서의 환율은 구매력 평가설에 의해 설명되는데, 이에 의하면 장기의 환율은 자국 물가 수준을 외국 물가 수준으로 나눈 비율로 나타나며, 이를 균형 환율로 본다. 가령 국내 통화량이 증가하여 유지될 경우 장기에서는 자국 물가도 높아져 장기의 환율은 상승한다. 이때 통화량을 물가로 나눈 실질 통화량은 변하지 않는다.

그런데 단기에는 물가의 경직성으로 인해 구매력 평가설에 기초한 환율과는 다른 움직임이 나타나면서 오버슈팅이 발생할 수 있다. 가령 국내 통화량이 증가하여 유지될 경우, 물가가 경직적이어서 실질 통화량은 증가하고 이에 따라 시장 금리는 하락한다. 국가 간 자본 이동이 자유로운 상황에서, 시장 금리 하락은 투자의 기대 수익률 하락으로 이어져, 단기성 외국인 투자 자금이 해외로 빠져나가거나 신규 해외 투자 자금 유입을 위축시키는 결과를 초래한다. 이 과정에서 자국 통화의 가치는 하락하고 환율은 상승한다. 통화량의 증가로 인한 효과는 물가가 신축적인 경우에 예상되는 환율 상승에, 금리 하락에 따른 자금의 해외 유출이 유발하는 추가적인 환율 상승이 더해진 것으로 나타난다.

이러한 추가적인 상승 현상이 환율의 오버슈팅인데, 오버슈팅의 정도 및 지속성은 물가 경직성이 클수록 더 크게 나타난다. 시간이 경과함에 따라 물가가 상승하여 실질 통화량이 원래 수준으로 돌아오고 해외로 유출되었던 자금이 시장 금리의 반등으로 국내로 복귀하면서, 단기에 과도하게 상승했던 환율은 장기에는 구매력 평가설에 기초한 환율로 수렴된다.

① 환율의 오버슈팅이 발생한 상황에서 물가 경직성이 클수록 구매력 평가설에 기초한 환율로 수렴되는 데 걸리는 기간이 길어질 것이다.

② 환율의 오버슈팅이 발생한 상황에서 외국인 투자 자금이 국내 시장 금리에 민감하게 반응할수록 오버슈팅 정도는 커질 것이다.

③ 물가 경직성에 따른 환율의 오버슈팅은 물가의 조정 속도보다 환율의 조정 속도가 빠르기 때문에 발생하는 것이다.

④ 물가가 신축적인 경우가 경직적인 경우에 비해 국내 통화량 증가에 따른 국내 시장 금리 하락 폭이 작을 것이다.

⑤ 국내 통화량이 증가하여 유지될 경우 장기에는 실질 통화량이 변하지 않으므로 장기의 환율도 변함이 없을 것이다.

▌13 ~ 15▌ 다음 글을 읽고 물음에 답하시오.

디지털 통신 시스템은 송신기, 채널, 수신기로 구성되며, 전송할 데이터를 빠르고 정확하게 전달하기 위해 부호화 과정을 거쳐 전송한다. 영상, 문자 등인 데이터는 기호 집합에 있는 기호들의 조합이다. 예를 들어 기호 집합 {a, b, c, d, e, f}에서 기호들을 조합한 add, cab, beef 등이 데이터이다. 정보량은 어떤 기호가 발생했다는 것을 알았을 때 얻는 정보의 크기이다. 어떤 기호 집합에서 특정 기호의 발생 확률이 높으면 그 기호의 정보량은 적고, 발생 확률이 낮으면 그 기호의 정보량은 많다. 기호 집합의 평균 정보량(각 기호의 발생 확률과 정보량을 서로 곱하여 모두 더한 것)을 기호 집합의 엔트로피라고 하는데 모든 기호들이 동일한 발생 확률을 가질 때 그 기호 집합의 엔트로피는 최댓값을 갖는다.

송신기에서는 소스 부호화, 채널 부호화, 선 부호화를 거쳐 기호를 부호로 변환한다. 소스 부호화는 데이터를 압축하기 위해 기호를 0과 1로 이루어진 부호로 변환하는 과정이다. 어떤 기호가 110과 같은 부호로 변환되었을 때 0 또는 1을 비트라고 하며 이 부호의 비트 수는 3이다. 이때 기호 집합의 엔트로피는 기호 집합에 있는 기호를 부호로 표현하는 데 필요한 평균 비트 수의 최솟값이다. 전송된 부호를 수신기에서 원래의 기호로 복원하려면 부호들의 평균 비트 수가 기호 집합의 엔트로피보다 크거나 같아야 한다. 기호 집합을 엔트로피에 최대한 가까운 평균 비트 수

를 갖는 부호들로 변환하는 것을 엔트로피 부호화라 한다. 그중 하나인 '허프만 부호화'에서는 발생 확률이 높은 기호에는 비트 수가 적은 부호를, 발생 확률이 낮은 기호에는 비트 수가 많은 부호를 할당한다.

채널 부호화는 오류를 검출하고 정정하기 위하여 부호에 잉여 정보를 추가하는 과정이다. 송신기에서 부호를 전송하면 채널의 잡음으로 인해 오류가 발생하는데 이 문제를 해결하기 위해 잉여 정보를 덧붙여 전송한다. 채널 부호화 중 하나인 '삼중 반복 부호화'는 0과 1을 각각 000과 111로 부호화한다. 이때 수신기에서는 수신한 부호에 0이 과반수인 경우에는 0으로 판단하고, 1이 과반수인 경우에는 1로 판단한다. 즉 수신기에서 수신된 부호가 000, 001, 010, 100 중 하나라면 0으로 판단하고, 그 이외에는 1로 판단한다. 이렇게 하면 000을 전송했을 때 하나의 비트에서 오류가 생겨 001을 수신해도 0으로 판단하므로 오류는 정정된다. 채널 부호화를 하기 전 부호의 비트 수를, 채널 부호화를 한 후 부호의 비트 수로 나눈 것을 부호율이라 한다. 삼중 반복 부호화의 부호율은 약 0.33이다.

채널 부호화를 거친 부호들을 채널을 통해 전송하려면 부호들을 전기 신호로 변환해야 한다. 0 또는 1에 해당하는 전기 신호의 전압을 결정하는 과정이 선 부호화이다. 전압의 결정 방법은 선 부호화 방식에 따라 다르다. 선 부호화 중 하나인 '차동 부호화'는 부호의 비트가 0이면 전압을 유지하고 1이면 전압을 변화시킨다. 차동 부호화를 시작할 때는 기준 신호가 필요하다. 예를 들어 차동 부호화 직전의 기준 신호가 양(+)의 전압이라면 부호 0110은 '양, 음, 양, 양'의 전압을 갖는 전기 신호로 변환된다. 수신기에서는 송신기와 동일한 기준 신호를 사용하여, 전압의 변화가 있으면 1로 판단하고 변화가 없으면 0으로 판단한다.

13. 제시문에서 알 수 있는 내용으로 적절한 것은?

① 소스 부호화는 전송할 기호에 정보를 추가하여 오류에 대비하는 과정이다.

② 영상을 전송할 때는 잡음으로 인한 오류가 발생하지 않는다.

③ 잉여 정보는 데이터를 압축하기 위해 추가한 정보이다.

④ 수신기에는 부호를 기호로 복원하는 기능이 있다.

⑤ 영상 데이터는 채널 부호화 과정에서 압축된다.

14. 제시문을 바탕으로, 두 가지 기호로 이루어진 기호 집합에 대해 이해한 내용으로 적절하지 않은 것은?

① 기호들의 발생 확률이 모두 1/2인 경우, 각 기호의 정보량은 동일하다.

② 기호들의 발생 확률이 각각 1/4, 3/4인 경우의 평균 정보량이 최댓값이다.

③ 기호들의 발생 확률이 각각 1/4, 3/4인 경우, 기호의 정보량이 더 많은 것은 발생 확률이 1/4인 기호이다.

④ 기호들의 발생 확률이 모두 1/2인 경우, 기호를 부호화하는 데 필요한 평균 비트 수의 최솟값이 최대가 된다.

⑤ 기호들의 발생 확률이 각각 1/4, 3/4인 기호 집합의 엔트로피는 발생 확률이 각각 3/4, 1/4인 기호 집합의 엔트로피와 같다.

15. 제시문의 '부호화'에 대한 내용으로 적절한 것은?

① 선 부호화에서는 수신기에서 부호를 전기 신호로 변환한다.

② 허프만 부호화에서는 정보량이 많은 기호에 상대적으로 비트 수가 적은 부호를 할당한다.

③ 채널 부호화를 거친 부호들은 채널로 전송하기 전에 잉여 정보를 제거한 후 선 부호화한다.

④ 채널 부호화 과정에서 부호에 일정 수준 이상의 잉여 정보를 추가하면 부호율은 1보다 커진다.

⑤ 삼중 반복 부호화를 이용하여 0을 부호화한 경우, 수신된 부호에서 두 개의 비트에 오류가 있으면 오류는 정정되지 않는다.

16. 다음 글을 바탕으로 미루어 볼 때, 포퍼와 콰인이 모두 '아니요'라고 답변할 질문은 무엇인가?

논리실증주의자와 포퍼는 지식을 수학적 지식이나 논리학 지식처럼 경험과 무관한 것과 과학적 지식처럼 경험에 의존하는 것으로 구분한다. 그중 과학적 지식은 과학적 방법에 의해 누적된다고 주장한다. 가설은 과학적 지식의 후보가 되는 것인데, 그들은 가설로부터 논리적으로 도출된 예측을 관찰이나 실험 등의 경험을 통해 맞는지 틀리는지 판단함으로써 그 가설을 시험하는 과학적 방법을 제시한다. 논리실증주의자는 예측이 맞을 경우에, 포퍼는 예측이 틀리지 않는 한, 그 예측을 도출한 가설이 하나씩 새로운 지식으로 추가된다고 주장한다.

하지만 콰인은 가설만 가지고서 예측을 논리적으로 도출할 수 없다고 본다. 예를 들어 새로 발견된 금속 M은 열을 받으면 팽창한다는 가설만 가지고는 열을 받은 M이 팽창할 것이라는 예측을 이끌어낼 수 없다. 먼저 지금까지 관찰한 모든 금속은 열을 받으면 팽창한다는 기존의 지식과 M에 열을 가했다는 조건 등이 필요하다. 이렇게 예측은 가설, 기존의 지식들, 여러 조건 등을 모두 합쳐야만 논리적으로 도출된다는 것이다. 그러므로 예측이 거짓으로 밝혀지면 정확히 무엇 때문에 예측에 실패한 것인지 알 수 없다는 것이다. 이로부터 콰인은 개별적인 가설뿐만 아니라 기존의 지식들과 여러 조건 등을 모두 포함하는 전체 지식이 경험을 통한 시험의 대상이 된다는 총체주의를 제안한다.

논리실증주의자와 포퍼는 수학적 지식이나 논리학 지식처럼 경험과 무관하게 참으로 판별되는 분석 명제와, 과학적 지식처럼 경험을 통해 참으로 판별되는 종합 명제를 서로 다른 종류라고 구분한다. 그러나 콰인은 총체주의를 정당화하기 위해 이 구분을 부정하는 논증을 다음과 같이 제시한다. 논리실증주의자와 포퍼의 구분에 따르면 "총각은 총각이다."와 같은 동어 반복 명제와, "총각은 미혼의 성인 남성이다."처럼 동어 반복 명제로 환원할 수 있는 것은 모두 분석 명제이다. 그런데 후자가 분석 명제인 까닭은 전자로 환원할 수 있기 때문이다. 이러한 환원이 가능한 것은 '총각'과 '미혼의 성인 남성'이 동의적 표현이기 때문인데 그게 왜 동의적 표현인지 물어보면, 이 둘을 서로 대체하더라도 명제의 참 또는 거짓이 바뀌지 않기 때문이라고 할 것이다. 하지만 이것만으로는 두 표현의 의미가 같다는 것을 보장하지 못해서, 동의적 표현은 언제나 반드시 대체 가능해야 한다는 필연성 개념에 다시 의존하게 된다. 이렇게 되면 동의적 표현이 동어 반복 명제로 환원 가능하게 하는 것이 되어, 필연성 개념은 다시 분석 명제 개념에 의존하게 되는 순환론에 빠진다. 따라서 콰인은 종합 명제와 구분되는 분석 명제가 존재한다는 주장은 근거가 없다는 결론에 도달한다.

콰인은 분석 명제와 종합 명제로 지식을 엄격히 구분하는 대신, 경험과 직접 충돌하지 않는 중심부 지식과, 경험과 직접 충돌할 수 있는 주변부 지식을 상정한다. 경험과 직접 충돌하여 참과 거짓이 쉽게 바뀌는 주변부 지식과 달리 주변부 지식의 토대가 되는 중심부 지식은 상대적으로 견고하다. 그러나 이 둘의 경계를 명확히 나눌 수 없기 때문에, 콰인은 중심부 지식과 주변부 지식을 다른 종류라고 하지 않는다. 수학적 지식이나 논리학 지식은 중심부 지식의 한가운데에 있어 경험에서 가장 멀리 떨어져 있지만 그렇다고 경험과 무관한 것은 아니라는 것이다. 그런데 주변부 지식이 경험과 충돌하여 거짓으로 밝혀지면 전체 지식의 어느 부분을 수정해야 할지 고민하게 된다. 주변부 지식을 수정하면 전체 지식의 변화가 크지 않지만 중심부 지식을 수정하면 관련된 다른 지식이 많기 때문에 전체 지식도 크게 변화하게 된다. 그래서 대부분의 경우에는 주변부 지식을 수정하는 쪽을 선택하겠지만 실용적 필요 때문에 중심부 지식을 수정하는 경우도 있다. 그리하여 콰인은 중심부 지식과 주변부 지식이 원칙적으로 모두 수정의 대상이 될 수 있고, 지식의 변화도 더 이상 개별적 지식이 단순히 누적되는 과정이 아니라고 주장한다.

① 수학적 지식과 과학적 지식은 종류가 다른 것인가?
② 예측은 가설로부터 논리적으로 도출될 수 있는가?
③ 경험과 무관하게 참이 되는 지식이 존재하는가?
④ 경험을 통하지 않고 가설을 시험할 수 있는가?
⑤ 과학적 지식은 개별적으로 누적되는가?

17. 다음 글의 내용과 일치하는 것을 고르면?

탄수화물은 사람을 비롯한 동물이 생존하는 데 필수적인 에너지원이다. 탄수화물은 섬유소와 비섬유소로 구분된다. 사람은 체내에서 합성한 효소를 이용하여 곡류의 녹말과 같은 비섬유소를 포도당으로 분해하고 이를 소장에서 흡수하여 에너지원으로 이용한다. 반면, 사람은 풀이나 채소의 주성분인 셀룰로스와 같은 섬유소를 포도당으로 분해하는 효소를 합성하지 못하므로, 섬유소를 소장에서 이용하지 못한다. 소, 양, 사슴과 같은 반추 동물도 섬유소를 분해하는 효소를 합성하지 못하는 것은 마찬가지이지만, 비섬유소와 섬유소를 모두 에너지원으로 이용하며 살아간다.

위(胃)가 넷으로 나누어진 반추 동물의 첫째 위인 반추위에는 여러 종류의 미생물이 서식하고 있다. 반추 동물의 반추위에는 산소가 없는데, 이 환경에서 왕성하게 생장하는 반추위 미생물들은 다양한 생리적 특성을 가지고 있다. 그중 피브로박터 숙시노젠(F)은 섬유소를 분해하는 대표적인 미생물이다. 식물체에서 셀룰로스는 그것을 둘러싼 다른 물질과 복잡하게 얽혀있는데, F가 가진 효소 복합체는 이 구조를 끊어 셀룰로스를 노출시킨 후 이를 포도당으로 분해한다. F는 이 포도당을 자신의 세포 내에서 대사 과정을 거쳐 에너지원으로 이용하여 생존을 유지하고 개체 수를 늘림으로써 생장한다. 이런 대사 과정에서 아세트산, 숙신산 등이 대사산물로 발생하고 이를 자신의 세포 외부로 배출한다. 반추위에서 미생물들이 생성한 아세트산 반추 동물의 세포로 직접 흡수되어 생존에 필요한 에

너지를 생성하는 데 주로 이용되고 체지방을 합성하는 데에도 쓰인다. 한편 반추위에서 숙신산은 프로피온산을 대사산물로 생성하는 다른 미생물의 에너지원으로 빠르게 소진된다. 이 과정에서 생성된 프로피온산은 반추 동물이 간(肝)에서 포도당을 합성하는 대사 과정에서 주요 재료로 이용된다.

반추위에는 비섬유소인 녹말을 분해하는 스트렙토코쿠스 보비스(S)도 서식한다. 이 미생물은 반추 동물이 섭취한 녹말을 포도당으로 분해하고, 이 포도당을 자신의 세포 내에서 대사 과정을 통해 자신에게 필요한 에너지원으로 이용한다. 이때 S는 자신의 세포 내의 산성도에 따라 세포 외부로 배출하는 대사산물이 달라진다. 산성도를 알려 주는 수소 이온 농도 지수(pH)가 7.0 정도로 중성이고 생장 속도가 느린 경우에는 아세트산, 에탄올 등이 대사산물로 배출된다. 반면 산성도가 높아져 pH가 6.0 이하로 떨어지거나 녹말의 양이 충분하여 생장 속도가 빠를 때는 젖산 이 대사산물로 배출된다. 반추위에서 젖산은 반추 동물의 세포로 직접 흡수되어 반추 동물에게 필요한 에너지를 생성하는 데 이용되거나 아세트산 또는 프로피온산을 대사산물로 배출하는 다른 미생물의 에너지원으로 이용된다.

그런데 S의 과도한 생장이 반추 동물에게 악영향을 끼치는 경우가 있다. 반추 동물이 짧은 시간에 과도한 양의 비섬유소를 섭취하면 S의 개체 수가 급격히 늘고 과도한 양의 젖산이 배출되어 반추위의 산성도가 높아진다. 이에 따라 산성의 환경에서 왕성히 생장하며 항상 젖산을 대사산물로 배출하는 락토바실러스 루미니스(L)와 같은 젖산 생성 미생물들의 생장이 증가하며 다량의 젖산을 배출하기 시작한다. F를 비롯한 섬유소 분해 미생물들은 자신의 세포 내부의 pH를 중성으로 일정하게 유지하려는 특성이 있는데, 젖산 농도의 증가로 자신의 세포 외부의 pH가 낮아지면 자신의 세포 내의 항상성을 유지하기 위해 에너지를 사용하므로 생장이 감소한다. 만일 자신의 세포 외부의 pH가 5.8 이하로 떨어지면 에너지가 소진되어 생장을 멈추고 사멸하는 단계로 접어든다. 이와 달리 S와 L은 상대적으로 산성에 견디는 정도가 강해 자신의 세포 외부의 pH가 5.5 정도까지 떨어지더라도 이에 맞춰 자신의 세포 내부의 pH를 낮출 수 있어 자신의 에너지를 세포 내부의 pH를 유지하는 데 거의 사용하지 않고 생장을 지속하는 데 사용한다. 그러나 S도 자신의 세포 외부의 pH가 그 이하로 더 떨어지면 생장을 멈추고 사멸하는 단계로 접어들고, 산성에 더 강한 L을 비롯한 젖산 생성 미생물들이 반추위 미생물의 많은 부분을 차지하게 된다. 그렇게 되면 반추위의 pH가 5.0 이하가 되는 급성 반추위 산성증이 발병한다.

① 피브로박터 숙시노젠(F)은 자신의 세포 내에서 포도당을 에너지원으로 이용하여 생장한다.
② 반추 동물의 과도한 섬유소 섭취는 급성 반추위 산성증을 유발한다.
③ 반추위 미생물은 산소가 없는 환경에서 생장을 멈추고 사멸한다.
④ 반추 동물의 세포에서 합성한 효소는 셀룰로스를 분해한다.
⑤ 섬유소는 사람의 소장에서 포도당의 공급원으로 사용된다.

18. 다음은 컨퍼런스에 참가한 어느 발표자의 발표문이다. 이 발표자가 효과적으로 의사전달을 하기 위해 사용한 전략이 아닌 것은?

여러분, '희토류'에 대해 들어 본 적이 있으신가요? (별로 들어 본 적이 없다는 대답을 듣고) 네. 그러시군요. 희토류는 우리 생활 속에서 쉽게 접할 수 있는 제품들에 널리 사용되고 있습니다. 하지만 희토류에 대해 잘 알지 못하는 분들이 많은 것 같아 이번 시간에는 희토류가 무엇이고 어떻게 쓰이는지 등에 대해 알려 드리고자 합니다.

원소에 대해서는 잘 아시죠? (그렇다는 대답을 듣고) 잘 아시는군요. 희토류는 원소 주기율표에서 원자 번호 57부터 71까지의 원소와 그 외의 2개 원소를 합친 17개의 원소를 가리킵니다. 희토류는 다른 물질과 함께 화합물을 형성하여 다양한 산업 분야에서 주요 소재로 널리 활용되고 있습니다. 이제 희토류에 대해 이해되셨나요? (그렇다는 대답을 듣고) 그럼 다음으로, 희토류의 실제 활용 사례를 살펴보겠습니다. (영상을 보여 주며) 희토류 중 하나인 이트륨이 활용된 사례입니다. 이 희토류를 포함한 화합물은 LED나 TV 스크린 등에 발광 재료로 쓰이는데 이 경우에 발광 효율이 높아 에너지 절약 효과를 가져올 수 있습니다. 다음은 역시 희토류 중의 하나인 네오디뮴이 활용된 사례입니다. 이 희토류를 포함한 화합물 중에서 강한 자성을 갖는 것은 하이브리드 자동차나 전기 자동차의 모터용 자석에 널리 사용됩니다.

최근에는 첨단 산업 분야에서 희토류에 대한 수요가 늘면서 희토류의 생산량이 증가하고 있습니다. (표를 제시하며) 여기를 보시면 2010년의 전 세계 희토류 생산량은 약 13만 톤이었는데요. 1986년부터 2010년까지 25년 동안 희토류 생산량이 꾸준히 증가했다는 것을 알 수 있습니다. 최근 한 전문가의 연구에 따르면, 2050년에는 전 세계 희토류 수요량이 약 80만 톤에 이를 것이라고 합니다. 그런데 희토류는 특정 광석에만 존재하며, 광석에서 분리하여 정제하기가 매우 까다롭다고 합니다. 이러한 이유로 최근 여러 국가에서는 희토류의 생산 확대를 위한 기술을 적극적으로 개발하고 있습니다.

지금까지 희토류에 대한 여러분의 이해를 돕기 위해 희토류의 개념과 산업 분야에서의 활용 사례 등을 중심으로 발표를 하였습니다. 앞서 말씀드린 바와 같이 희토류는 여러 산업 분야에 걸쳐 주요 소재로 활용되고 있어서 '산업의 비타민'이라고 불립니다. 제 발표를 통해 여러분이 희토류에 대해 잘 이해하셨길 바랍니다. 더불어 생활 속에서 희토류가 실제로 얼마나 다양하게 활용되고 있는지 관심을 갖고 찾아보셨으면 합니다. 이상으로 발표를 마치겠습니다. 감사합니다.

① 발표 목적을 청중들에게 환기시키고 있다.

② 산업 분야에서 희토류의 역할을 비유적 표현으로 제시하였다.

③ 희토류와 관련된 우리 삶에 대한 긍정적인 전망을 제시하였다.

④ 도표 및 영상 자료를 효과적으로 활용하고 있다.

⑤ 희토류에 대해 청중이 관심을 갖기를 권하고 있다.

19. 다음은 유인입국심사에 대한 설명이다. 옳지 않은 것은?

◆ 유인입국심사 안내
- 입국심사는 국경에서 허가받는 행위로 내외국인 분리심사를 원칙으로 하고 있습니다.
- 외국인(등록외국인 제외)은 입국신고서를 작성하여야 하며, 등록대상인 외국인은 입국일로부터 90일 이내 관할 출입국관리사무소에 외국인 등록을 하여야 합니다.
- 단체사증을 소지한 중국 단체여행객은 입국신고서를 작성하지 않아도 됩니다.
  ※ 청소년 수학여행객은 제외
- 대한민국 여권을 위·변조하여 입국을 시도하는 외국인이 급증하고 있으므로 다소 불편하시더라도 입국심사관의 얼굴 대조, 질문 등에 적극 협조하여 주시기 바랍니다.
- 외국인 사증(비자) 관련 사항은 법무부 출입국 관리국으로 문의하시기 바랍니다.

◆ 입국신고서 제출 생략
내국인과 90일 이상 장기체류 할 목적으로 출입국사무소에 외국인 등록을 마친 외국인의 경우 입국신고서를 작성하실 필요가 없습니다.

◆ 심사절차

STEP 01	기내에서 입국신고서를 작성하지 않은 외국인은 심사 전 입국신고서를 작성해 주세요.
STEP 02	내국인과 외국인 심사 대기공간이 분리되어 있으니, 줄을 설 때 주의해 주세요. ※ 내국인은 파란선, 외국인은 빨간선으로 입장
STEP 03	심사대 앞 차단문이 열리면 입장해 주세요.
STEP 04	내국인은 여권을, 외국인은 입국신고서와 여권을 심사관에게 제시하고, 심사가 끝나면 심사대를 통과해 주세요. ※ 17세 이상의 외국인은 지문 및 얼굴 정보를 제공해야 함

① 등록대상인 외국인은 입국일로부터 90일 이내 관할 출입국관리사무소에 외국인 등록을 하여야 한다.

② 중국 청소년 수학여행객은 단체사증을 소지하였더라도 입국신고서를 작성해야 한다.

③ 모든 외국인은 지문 및 얼굴 정보를 제공해야 한다.

④ 입국심사를 하려는 내국인은 파란선으로 입장해야 한다.

⑤ 내국인은 입국신고서를 작성할 필요가 없다.

20. 다음은 국고보조금의 계상과 관련된 법조문이다. 이를 근거로 제시된 상황을 판단할 때, 2022년 정당에 지급할 국고보조금 총액은?

제00조(국고보조금의 계상)

제1항 국가는 정당에 대한 보조금으로 최근 실시한 임기만료에 의한 국회의원선거의 선거권자 총수에 보조금 계상단가를 곱한 금액을 매년 예산에 계상하여야 한다.

제2항 대통령선거, 임기만료에 의한 국회의원선거 또는 동시지방선거가 있는 연도에는 각 선거(동시지방선거는 하나의 선거로 본다)마다 보조금 계상단가를 추가한 금액을 제1항의 기준에 의하여 예산에 계상하여야 한다.

제3항 제1항 및 제2항에 따른 보조금 계상단가는 전년도 보조금 계상단가에 전전년도와 대비한 전년도 전국소비자물가 변동률을 적용하여 산정한 금액을 증감한 금액으로 한다.

제4항 중앙선거관리위원회는 제1항의 규정에 의한 보조금(경상보조금)은 매년 분기별로 균등분할하여 정당에 지급하고, 제2항의 규정에 의한 보조금(선거보조금)은 당해 선거의 후보자등록마감일 후 2일 이내에 정당에 지급한다.

• 2020년 실시된 임기만료에 의한 국회의원선거의 선거권자 총수는 3천만 명이었고, 국회의원 임기는 4년이다.
• 2021년 정당에 지급된 국고보조금의 보조금 계상단가는 1,000원이었다.
• 전국소비자물가 변동률을 적용하여 산정한 보조금 계상단가는 전년 대비 매년 30원씩 증가한다.
• 2022년에는 3월에 대통령선거가 있고 6월에 임기만료에 의한 동시지방선거가 있다. 각 선거의 한 달 전에 후보자등록을 마감한다.
• 2023년에는 대통령선거, 임기만료에 의한 국회의원선거 또는 동시지방선거가 없다.

① 600억 원
② 618억 원
③ 900억 원
④ 927억 원
⑤ 953억 원

21. 다음은 A 공사의 연도별 임직원 현황에 관한 자료이다. 이에 대한 설명 중 옳은 것을 모두 고르면?

구분	연도	2018	2019	2020
국적	한국	9,566	10,197	9,070
	중국	2,636	3,748	4,853
	일본	1,615	2,353	2,749
	대만	1,333	1,585	2,032
	기타	97	115	153
	계	15,247	17,998	18,857
고용형태	정규직	14,173	16,007	17,341
	비정규직	1,074	1,991	1,516
	계	15,247	17,998	18,857
연령	20대 이하	8,914	8,933	10,947
	30대	5,181	7,113	6,210
	40대 이상	1,152	1,952	1,700
	계	15,247	17,998	18,857
직급	사원	12,365	14,800	15,504
	간부	2,801	3,109	3,255
	임원	81	89	98
	계	15,247	17,998	18,857

㉠ 매년 일본, 대만 및 기타 국적 임직원 수의 합은 중국 국적 임직원 수보다 많다.
㉡ 매년 전체 임직원 중 20대 이하 임직원이 차지하는 비중은 50% 이상이다.
㉢ 2019년과 2020년에 전년대비 임직원수가 가장 많이 증가한 국적은 모두 중국이다.
㉣ 2019년에 국적이 한국이면서 고용형태가 정규직이고 직급이 사원인 임직원은 5,000명 이상이다.

---

① ㉠㉡
② ㉠㉢
③ ㉡㉣
④ ㉠㉢㉣
⑤ ㉠㉡㉢㉣

▌22 ~ 23 ▌ 다음은 우리나라의 다문화 신혼부부의 남녀 출신국적별 비중을 나타낸 자료이다. 다음 자료를 보고 이어지는 물음에 답하시오.

❏ 2019 ~ 2020년도 다문화 신혼부부 현황

(단위 : 쌍, %)

남편	2019	2020	아내	2019	2020
결혼건수	94,962 (100.0)	88,929 (100.0)	결혼건수	94,962 (100.0)	88,929 (100.0)
한국국적	72,514 (76.4)	66,815 (75.1)	한국국적	13,789 (14.5)	13,144 (14.8)
외국국적	22,448 (23.6)	22,114 (24.9)	외국국적	81,173 (85.5)	75,785 (85.2)

❏ 부부의 출신국적별 구성비

(단위 : %)

남편		2019	2020	아내		2019	2020
출신국적별구성비	중국	44.2	43.4	출신국적별구성비	중국	39.1	38.4
	미국	16.9	16.8		베트남	32.3	32.6
	베트남	5.0	6.9		필리핀	8.4	7.8
	일본	7.5	6.5		일본	3.9	4.0
	캐나다	4.8	4.6		캄보디아	3.7	3.4
	대만	2.3	2.3		미국	2.3	2.6
	영국	2.1	2.2		태국	1.8	2.3
	파키스탄	2.2	1.9		우즈벡	1.3	1.4
	호주	1.8	1.7		대만	1.0	1.2
	프랑스	1.1	1.3		몽골	1.0	1.1
	뉴질랜드	1.1	1.1		캐나다	0.7	0.8
	기타	10.9	11.1		기타	4.4	4.6
계		99.9	99.8	계		99.9	100.2

22. 위의 자료를 바르게 해석한 것을 모두 고르면?

㉮ 2020년에는 우리나라 남녀 모두 다문화 배우자와 결혼하는 경우가 전년보다 감소하였다.
㉯ 다문화 신혼부부 전체의 수는 2018년에 전년대비 약 6.35%의 증감률을 보여, 증가하였음을 알 수 있다.
㉰ 전년대비 2020년에 출신국적별 구성비가 남녀 모두 증가한 나라는 베트남과 기타 국가이다.
㉱ 다문화 신혼부부 중, 중국인과 미국인 남편, 중국인과 베트남인 아내는 두 시기 모두 50% 이상의 비중을 차지한다.

① ㉮㉯㉰   ② ㉮㉯㉱
③ ㉮㉰㉱   ④ ㉯㉰㉱
⑤ ㉮㉯㉰㉱

23. 다음 중 일본인이 남편인 다문화 신혼부부의 수가 비교시기 동안 변동된 수치는 얼마인가? (단, 신혼부부의 수는 소수점 이하 절삭하여 정수로 표시함)

① 246쌍   ② 235쌍
③ 230쌍   ④ 223쌍
⑤ 330쌍

24. 다음은 신재생 에너지 및 절약 분야 사업 현황이다. '신재생 에너지' 분야의 사업별 평균 지원액이 '절약' 분야의 사업별 평균 지원액의 5배 이상이 되기 위한 사업 수의 최대 격차는? (단, '신재생 에너지' 분야의 사업 수는 '절약' 분야의 사업 수보다 큼)

(단위 : 억 원, %, 개)

구분	신재생 에너지	절약	합
지원금(비율)	3,500(85.4)	600(14.6)	4,100(100.0)
사업 수	( )	( )	600

① 44개   ② 46개
③ 48개   ④ 54개
⑤ 56개

25. 다음은 사무용 물품의 조달단가와 구매 효용성을 나타낸 것이다. 20억 원 이내에서 구매예산을 집행한다고 할 때, 정량적 기대효과 총합의 최댓값은? (단, 각 물품은 구매하지 않거나, 1개만 구매 가능하며 구매효용성 = 경량적 기대효과 ÷ 조달단가이다.)

구분 \ 물품	A	B	C	D	E	F	G	H
조달단가(억 원)	3	4	5	6	7	8	10	16
구매 효용성	1	0.5	1.8	2.5	1	1.75	1.9	2

① 35
② 36
③ 37
④ 38
⑤ 39

26. 다음은 연도별 임신과 출산 관련 진료비에 관한 자료이다. 2015년 대비 2020년에 가장 높은 증가율을 보인 항목은? (단, 소수 둘째 자리에서 반올림한다)

(단위 : 억 원)

연도 \ 진료항목	2015	2016	2017	2018	2019	2020
분만	3,295	3,008	2,716	2,862	2,723	2,909
검사	97	395	526	594	650	909
임신장애	607	639	590	597	606	619
불임	43	74	80	105	132	148
기타	45	71	53	52	54	49
전체	4,087	4,187	3,965	4,210	4,165	4,634

① 분만
② 검사
③ 임신장애
④ 불임
⑤ 기타

27. 다음은 최근 5년간 혼인형태별 평균연령에 관한 자료이다. A ~ E에 들어갈 값으로 옳지 않은 것은? (단, 남성의 나이는 여성의 나이보다 항상 많다)

(단위 : 세)

연도	평균 초혼연령			평균 이혼연령			평균 재혼연령		
	여성	남성	남녀차	여성	남성	남녀차	여성	남성	남녀차
2016	24.8	27.8	3.0	C	36.8	4.1	34.0	38.9	4.9
2017	25.4	28.4	A	34.6	38.4	3.8	35.6	40.4	4.8
2018	26.5	29.3	2.8	36.6	40.1	3.5	37.5	42.1	4.6
2019	27.0	B	2.8	37.1	40.6	3.5	37.9	E	4.3
2020	27.3	30.1	2.8	37.9	41.3	D	38.3	42.8	4.5

① A – 3.0
② B – 29.8
③ C – 32.7
④ D – 3.4
⑤ E – 42.3

28. 다음은 2018 ~ 2020년도의 지방자치단체 재정력지수에 대한 자료이다. 매년 지방자치단체의 기준재정수입액이 기준재정수요액에 미치지 않는 경우, 중앙정부는 그 부족분만큼의 지방교부세를 당해년도에 지급한다고 할 때, 3년간 지방교부세를 지원받은 적이 없는 지방자치단체는 모두 몇 곳인가?

(※ 재정력지수 = $\dfrac{\text{기준재정수입액}}{\text{기준재정수요액}}$)

지방자치단체 \ 연도	2018	2019	2020	평균
서울	1.106	1.088	1.010	1.068
부산	0.942	0.922	0.878	0.914
대구	0.896	0.860	0.810	0.855
인천	1.105	0.984	1.011	1.033
광주	0.772	0.737	0.681	0.730
대전	0.874	0.873	0.867	0.871
울산	0.843	0.837	0.832	0.837
경기	1.004	1.065	1.032	1.034
강원	0.417	0.407	0.458	0.427
충북	0.462	0.446	0.492	0.467
충남	0.581	0.693	0.675	0.650
전북	0.379	0.391	0.408	0.393
전남	0.319	0.330	0.320	0.323
경북	0.424	0.440	0.433	0.432
경남	0.653	0.642	0.664	0.653

① 0곳
② 1곳
③ 2곳
④ 3곳
⑤ 5곳

29. 야산 한 쪽에 태양광 설비 설치를 위해 필요한 부품을 트럭에서 내려 설치 장소까지 리어카를 이용하여 시속 4km로 이동한 K씨는 설치 후 트럭이 있는 곳까지 시속 8km의 속도로 다시 돌아왔다. 처음 트럭을 출발하여 작업을 마치고 다시 트럭의 위치로 돌아오니 총 4시간이 걸렸다. 작업에 소요된 시간이 1시간 30분이라면, 트럭에서 태양광 설치 장소까지의 거리는 얼마인가? (거리는 반올림하여 소수 둘째 자리까지 표시함)

① 약 4.37km
② 약 4.95km
③ 약 5.33km
④ 약 6.28km
⑤ 약 6.67km

30. 다음은 A국의 어느 도로에 관한 자료이다. 산업용 도로 4km와 산업관광용 도로 5km의 건설비의 합은 얼마인가?

분류	도로 수	총 길이	건설비
관광용 도로	5	30km	30억
산업용 도로	7	60km	300억
산업관광용 도로	9	100km	400억
합계	21	283km	730억

① 20억 원
② 30억 원
③ 40억 원
④ 50억 원
⑤ 60억 원

31. 다음에 제시되는 두 개의 명제를 전제로 할 때, 결론 A, B에 대한 주장으로 알맞은 것은?

〈명제〉

(가) 등산을 좋아하는 사람 중에는 낚시를 좋아하는 사람도 있다.
(나) 골프를 좋아하는 사람은 등산을 좋아하지만, 낚시는 좋아하지 않는다.

〈결론〉

A. 등산을 좋아하는 사람 모두가 골프를 좋아하는 사람일 수 있다.
B. 낚시를 좋아하는 사람 모두가 등산을 좋아하는 사람일 수 있다.

① A만 옳다.
② B만 옳다.
③ A, B 모두 옳다.
④ A, B 모두 옳지 않다.
⑤ 옳은지 그른지 알 수 없다.

32. R사는 공작기계를 생산하는 업체이다. 이번 주 R사에서 월요일 ~ 토요일까지 생산한 공작기계가 다음과 같을 때, 월요일에 생산한 공작기계의 수량이 될 수 있는 수를 모두 더하면 얼마인가? (단, 1대도 생산하지 않은 날은 없었다.)

- 화요일에 생산된 공작기계는 금요일에 생산된 수량의 절반이다.
- 이 공장의 최대 하루 생산 대수는 9대이고, 이번 주에는 요일별로 생산한 공작기계의 대수가 모두 달랐다.
- 목요일부터 토요일까지 생산한 공작기계는 모두 15대이다.
- 수요일에는 9대의 공작기계가 생산되었고, 목요일에는 이보다 1대가 적은 공작기계가 생산되었다.
- 월요일과 토요일에 생산된 공작기계를 합치면 10대가 넘는다.

① 10
② 11
③ 12
④ 13
⑤ 14

33. 다음 조건에 일치하는 것은?

㉠ 기획조정실와 연구기획부는 복사기를 같이 쓴다.
㉡ 3층에는 홍보실이 있다.
㉢ IT전략본부실은 의료질관리실 바로 아래층에 있다
㉣ 의료질관리실은 기획조정실 아래쪽에 있으며 2층의 복사기를 쓰고 있다.
㉤ 홍보실은 위층의 복사기를 쓰고 있다.

① 기획조정실는 연구기획부와 같은 층에 있다.
② 홍보실은 4층의 복사기를 쓰고 있다.
③ 의료질관리실은 2층에 있다.
④ 연구기획부는 4층에 있다.
⑤ 연구기획부는 기획조정실 아래층에 있다.

34. 공연기획사인 A사는 이번에 주최한 공연을 보러 오는 관객을 기차역에서 공연장까지 버스로 수송하기로 하였다. 다음의 표와 같이 공연 시작 4시간 전부터 1시간 단위로 전체 관객 대비 기차역에 도착하는 관객의 비율을 예측하여 버스를 운행하고자 하며, 공연 시작 시간 전까지 관객을 모두 수송해야 한다. 다음을 바탕으로 예상한 수송 시나리오 중 옳은 것을 모두 고르면?

◼ 전체 관객 대비 기차역에 도착하는 관객의 비율

시각	전체 관객 대비 비율(%)
공연 시작 4시간 전	a
공연 시작 3시간 전	b
공연 시작 2시간 전	c
공연 시작 1시간 전	d
계	100

- 전체 관객 수는 40,000명이다.
- 버스는 한 번에 대당 최대 40명의 관객을 수송한다.
- 버스가 기차역과 공연장 사이를 왕복하는 데 걸리는 시간은 6분이다.

◼ 예상 수송 시나리오
㉠ $a = b = c = d = 25$라면, 회사가 전체 관객을 기차역에서 공연장으로 수송하는 데 필요한 버스는 최소 20대이다.
㉡ $a = 10$, $b = 20$, $c = 30$, $d = 40$이라면, 회사가 전체 관객을 기차역에서 공연장으로 수송하는 데 필요한 버스는 최소 40대이다.
㉢ 만일 공연이 끝난 후 2시간 이내에 전체 관객을 공연장에서 기차역까지 버스로 수송해야 한다면, 이때 회사에게 필요한 버스는 최소 50대이다.

① ㉠
② ㉡
③ ㉠㉡
④ ㉠㉢
⑤ ㉡㉢

❙ 35 ~ 36 ❙ 다음은 TV 매뉴얼의 일부이다. 물음에 답하시오.

〈문제해결〉

본 제품이 켜지지 않거나 화면이 나오지 않을 경우, 아래 기술된 항목을 먼저 확인하세요. 또한 본 제품이 작동이 제대로 되지 않을 경우에는 'e - 설명서의 문제 진단 및 확인'을 참고하세요. 문제가 해결되지 않는다면, 가까운 서비스센터나 홈페이지로 문의하세요.

문제점	해결 방법
전원이 갑자기 꺼져요.	• 취침 예약이 설정되어 있는지 확인하세요. • 자동 전원 끄기 예약이 설정되어 있는지 확인하세요. • 자동 꺼짐 시간 예약이 설정되어 있는지 확인하세요.
전원이 켜지지 않아요.	• 안테나 케이블의 연결을 확인하세요. • 케이블 방송 수신기의 전원을 켜세요. • 위성 리시버의 전원을 켜세요.
제품에서 똑똑 소리가 나요.	TV 외관의 기구적 수축이나 팽창 때문에 나타날 수 있는 현상입니다. 제품의 고장이 아니므로 안심하고 사용하세요.
제품이 뜨거워요.	• 패널의 열이 제품 상부의 통풍구로 방출되므로, 장시간 사용 시 제품 상단을 만졌을 때 뜨겁게 느낄 수 있으므로 주의하세요. • 특히, 아이와 함께 시청할 때는 제품 상단을 만지지 않도록, 보호자의 주의가 필요합니다. • 열이 발생하는 것은 제품의 결함이나 동작 사용상의 문제가 되는 것이 아니므로 안심하고 사용하세요.
리모컨 동작이 안돼요.	• 새 건전지로 교체해 보세요. • TV와 스마트 리모컨을 재연결해보세요.

※ 본 제품의 패널은 제조 공정상의 기술적인 한계로 인하여 1PPM 정도의 픽셀이 밝게 보이거나 어둡게 보일 수 있으나, 이것은 제품의 성능에 영향을 주지 않습니다.
※ 소프트웨어 업데이트를 자주 하여 최적의 상태로 유지하세요. 업데이트에 관한 자세한 사항은 'e-설명서 내 일반설정 → 소프트웨어 업데이트하기'를 참고하세요.

35. 다음 글에 나타난 문제점을 해결하기 위한 영준이의 행동으로 옳은 것은?

상엽이는 퇴근 후 올림픽을 시청하기 위해 TV를 켜서 채널을 돌리던 도중 갑자기 화면이 꺼지는 현상을 경험했다. 대수롭지 않게 다시 TV 전원을 켜서 야구 경기를 한 시간 가량 보고 있는데, 다시 TV가 꺼지고 말았다.

① 케이블 방송 수신기의 전원을 킨다.
② TV와 스마트 리모컨을 재 연결한다.
③ 취침 예약이 되어있는지 확인한다.
④ 안테나 케이블의 연결을 확인한다.
⑤ 리모컨을 새 건전지로 교체한다.

36. 위 매뉴얼을 참고하여 해결할 수 없는 문제점은?

① LED 램프에 불이 들어오지 않는 경우
② 전원이 켜지지 않는 경우
③ 전원이 갑자기 꺼지는 경우
④ 제품에서 뚝뚝 소리가 나는 경우
⑤ 리모컨 작동이 안되는 경우

37. 다음 글을 근거로 판단할 때 甲은 단식을 시작한 첫 주 월요일부터 일요일까지 한 끼만 먹은 요일(끼니때)은 언제인가?

甲은 건강상의 이유로 간헐적 단식을 시작하기로 했다. 甲이 선택한 간헐적 단식 방법은 월요일부터 일요일까지 일주일 중에 2일을 선택하여 아침 혹은 저녁 한 끼 식사만 하는 것이다. 단, 단식을 하는 날 전후로 각각 최소 2일간은 정상적으로 세 끼 식사를 하고, 업무상의 식사 약속을 고려하여 단식일과 방법을 유동적으로 결정하기로 했다. 또한 단식을 하는 날 이외에는 항상 세 끼 식사를 한다. 간헐적 단식 2주째인 甲은 그동안 다음과 같이 금식하였다.

• 2주차 월요일에는 단식을 했다.
• 지난주에 먹은 아침식사 횟수와 저녁식사 횟수가 같다.
• 지난주 월요일, 수요일, 금요일에는 조찬회의에 참석하여 아침식사를 했다.
• 지난주 목요일에는 업무약속이 있어서 점심식사를 했다.

① 월요일(저녁), 목요일(저녁)
② 화요일(아침), 금요일(아침)
③ 화요일(아침), 금요일(저녁)
④ 화요일(저녁), 금요일(아침)
⑤ 수요일(점심), 목요일(저녁)

38. A는 지난 5월에 선박을 이용하여 '포항 → 울릉도 → 독도 → 울릉도 → 포항' 순으로 여행을 다녀왔다. 다음에 제시된 내용을 바탕으로 A의 여행 기간을 추론하면?

• '포항 → 울릉도' 선박은 매일 오전 10시, '울릉도 → 포항' 선박은 매일 오후 3시에 출발하며, 편도 운항에 3시간이 소요된다.
• 울릉도에서 출발해 독도를 돌아보는 선박은 매주 화요일과 목요일 오전 8시에 출발하여 당일 오전 11시에 돌아온다.
• 최대 파고가 3m 이상인 날은 모든 노선의 선박이 운항되지 않는다.
• A는 매주 금요일에 술을 마시는데, 술을 마신 다음날은 멀미가 심해서 선박을 탈 수 없다.
• 이번 여행 중 A는 울릉도에서 호박엿 만들기 체험을 했는데, 호박엿 만들기 체험은 매주 월·금요일 오후 6시에만 할 수 있다.

〈2021년 5월 최대 파고〉

일	월	화	수	목	금	토
16	17	18	19	20	21	22
1.0	1.4	3.2	2.7	2.8	3.7	2.0
23	24	25	26	27	28	29
0.7	3.8	2.8	2.7	0.5	3.7	3.3

① 5월 16일(일) ~ 19일(수)
② 5월 19일(수) ~ 22일(토)
③ 5월 20일(목) ~ 23일(일)
④ 5월 21일(금) ~ 24일(월)
⑤ 5월 23일(일) ~ 26일(수)

39. 다음은 S그룹 근처의 맛집 정보이다. 주어진 평가 기준에 따라 가장 높은 평가를 받은 곳으로 회식을 예약하라는 지시를 받았다. S그룹의 회식 장소는?

〈맛집 정보〉

평가항목 음식점	음식 종류	이동거리	가격 (1인 기준)	맛 평점 (5개 만점)	방 예약 가능 여부
자금성	중식	150m	7,500원	★★☆	○
샹젤리제	양식	170m	8,000원	★★★	○
경복궁	한식	80m	10,000원	★★★★	○
도쿄타워	일식	350m	9,000원	★★★★☆	×
에밀리아	양식	300m	9,500원	★★★☆	○

※ ☆은 ★의 반 개이다.

〈평가 기준〉
• 평가항목 중 이동거리, 가격, 맛 평점에 대하여 각 항목별로 5, 4, 3, 2, 1점을 각각의 음식점에 하나씩 부여한다.
 −이동거리가 짧은 음식점일수록 높은 점수를 준다.
 −가격이 낮은 음식점일수록 높은 점수를 준다.
 −맛 평점이 높은 음식점일수록 높은 점수를 준다.
• 평가항목 중 음식종류에 대하여 일식 5점, 한식 4점, 양식 3점, 중식 2점을 부여한다.
• 방 예약이 가능한 경우 가점 1점을 부여한다.
• 총점은 음식종류, 이동거리, 가격, 맛 평점의 4가지 평가 항목에서 부여 받은 점수와 가점을 합산하여 산출한다.

① 자금성 ② 샹젤리제
③ 경복궁 ④ 도쿄타워
⑤ 에밀리아

40. 다음 이야기에 대한 설명 중 이야기 내용과 일치하는 것은 모두 몇 개인가?

〈내용〉

A국의 역사를 보면 甲, 乙, 丙, 丁의 네 나라가 시대순으로 연이어 존재했다. 네 나라의 수도는 각각 달랐는데 관주, 금주, 평주, 한주 중 하나였다. 한주가 수도인 나라는 평주가 수도인 나라의 바로 전 시기에 있었고, 금주가 수도인 나라는 관주가 수도인 나라의 바로 다음 시기에 있었으나 丁보다는 이전 시기에 있었다. 丙은 가장 먼저 있었던 나라는 아니지만, 甲보다 이전 시기에 있었다. 丙과 丁은 시대순으로 볼 때 연이어 존재하지 않았다.

〈설명〉

• 금주는 甲의 수도이다.
• 관주는 丙의 수도이다.
• 평주는 丁의 수도이다.
• 乙은 甲의 다음 시기에 존재하였다.
• 평주는 가장 마지막에 존재한 나라의 수도이다.
• 乙과 丙은 연이어 존재했다.

① 0개 ② 1개
③ 2개 ④ 3개
⑤ 4개

41. DNR(Do Not, Resuscitate)에 관한 설명으로 옳은 것은?

① DNR은 모든 환자를 대상으로 이루어져야 한다.
② DNR은 No Care를 의미하는 것을 알고 있어야 한다.
③ 병을 알기 전 작성하였던 DNR도 효력이 있다.
④ 환자 소망과 일치하지 않는 DNR 결정은 환자 권리를 침해한다.
⑤ 의료진은 회복 가능성이 없는 말기환자에게 DNR을 강요할 수 있다.

42. 간호사가 겪는 윤리적 갈등 내용으로 옳지 않은 것은?

① 지위와 자율성에 있어서 의사와의 동등성을 바라지만, 의사의 역할은 대부분의 임상전문가들이 바라는 것보다 더 많은 힘과 명성을 얻고 있다.

② 일반 간호사는 노동자 대 관리자의 계보에 따라 행정적 간호사와의 갈등을 가지고 있다.

③ 간호사들이 환자들과의 업무 관계를 통한 기술적 건강관리에 강한 전통을 가진 반면에 새로운 과학기술은 기본적인 병상간호에 많은 시간을 할애할 것을 유도한다.

④ 3년제 졸업생들이 바람직한 병상간호에 대한 강한 이상을 주장하는 반면, 4년제 졸업생들은 전문직 개념이 강한 주장을 하여 간호전문직 내에 갈등이 존재한다.

⑤ 간호사는 직업적으로 더 많이 인정받으려고 하며 자율성을 획득하려고 하나, 관리자와 행정가, 투자가들의 이익과 건강관리 지도 및 전달에서 얻는 권한 획득이 맞아떨어질 때 가능하다.

43. 윤리원칙 중 자율성의 원리로 옳은 것은?

① 자신들의 안녕에 영향을 주는 사건이 있을 때 결정에 스스로 참여시키도록 해야 한다.

② "해를 끼치지 말라."는 것을 요구한다.

③ 인간은 근본적으로 평등하다는 것에 기초한다.

④ 해를 방지하고 해가 되는 조건을 제거해야 한다.

⑤ 친절과는 구별이 되며, 타인을 돕기 위하여 적극적이고 긍정적인 단계가 요구된다.

44. 다음의 보기와 같이 서로 충돌한 윤리 원칙은 무엇인가?

─── 보기 ───

말기 암 환자 A씨는 이제 진통제도 잘 듣지 않아 매일 고통을 호소하고 있다. 죽기를 간절히 소망하는 A씨에게 간호사는 처방된 위약(Placebo)를 투약하였고, A씨의 통증 호소는 줄어들었다.

① 무해의 원칙, 정의의 원칙

② 선행의 원칙, 정직의 원칙

③ 정의의 원칙, 정직의 원칙

④ 무해의 원칙, 악행 금지의 원칙

⑤ 악행 금지의 원칙, 자율성 존중의 원칙

45. 한국 간호사 윤리강령이 개정된 이유로 옳지 않은 것은?

① 제1차 개정 이유는 변화하는 사회에 부응하기 위함이다.

② 제2차 개정 이유는 변화하는 의료현실을 반영하기 위함이다.

③ 제3차 개정 이유는 대상자의 권리와 자율성의 중요성이 증가했기 때문이다.

④ 제4차 개정 이유는 급변하는 의료 환경에 대처하기 위함이다.

⑤ 제4차 개정 이유는 사회적으로 간호사에게 요구되는 덕목을 명확·구체화하기 위함이다.

46. 공리주의에 대한 설명으로 옳은 것은?

① 모든 경우 정의를 고려한다.

② 도덕적으로 옳은 행위만 한다.

③ 독일의 칸트가 주장한 윤리 이론이다.

④ 행위에 일반원칙을 제시하여 상황에 좌우되지 않는다.

⑤ 동일한 행동도 결과에 따라 도덕적 평가가 다를 수 있다.

47. 간호사와 의사 간 의견차이로 갈등이 발생했을 때 당사자들의 사소한 의견 일치와 공동이익을 강조하여 갈등을 해결하는 방법은 무엇인가?

① 문제해결   ② 회피

③ 완화   ④ 협상

⑤ 강압

48. 환자의 옹호자로서 지녀야할 간호사의 태도로 옳은 것은?

① 간호 상황에서 환자의 자율성을 제한해야 할 때가 있을 수 있는데, 이러한 경우 그것이 윤리적으로 정당화될 수 있는지 냉철하게 생각해야 한다.

② 환자의 자유로운 의사결정을 방해하는 고통, 불안, 예후와 선택 및 권리에 대한 지식 부족 등을 감소시키는 데 기여하며, 환자가 결정할 수 있도록 도와준다.

③ 환자가 의료진에 갖는 의존성으로 인해 환자의 자율성이 위협될 수 있음을 기억해야 한다.

④ 치료에 대한 결정이 환자의 적극적인 참여 없이 이루어질 때 환자의 자율성을 위반하게 되는 것임을 명심해야 한다.

⑤ 간호업무에 항상 도의적인 문제가 따르기 마련이며 간호사는 환자에 대한 의사결정에 참여할 때 도덕적 판단을 요하게 된다.

49. 환자에게 정맥으로 투약을 하려고 한다. 이때 간호사의 독자적 판단이 허용되는 범위로 옳은 것은?

① 주사 시간에 관한 사항
② 약물 용량에 관한 사항
③ 약물 선택에 관한 사항
④ 주사기 관리에 관한 사항
⑤ 투약 필요성에 관한 사항

50. 윤리의 정의로 옳지 않은 것은?

① 옳은 마음가짐의 표준이다.
② 실제 도덕규범이 되는 인륜이다.
③ 사회적 풍습이나 전통에 제약을 받는다.
④ 인간의 외형적 행동에 초점을 두고 있다.
⑤ 세상을 살아가는 데 마땅히 지켜야 할 도리이다.

---

02 성인간호학(30분)

1. 어지럼증을 호소하는 대상자의 전정기관 기능을 사정하고자 할 때 적절한 검사는?

① Rinne Test
② Weber Test
③ Caloric Test
④ Whisper Test
⑤ Transillumination Test

2. 골절 종류에 대한 설명으로 옳은 것은?

① 완전 골절은 뼈의 일부분만 부러진 것이다.
② 폐쇄 골절의 골절부위 피부는 정상으로 나타난다.
③ 개방 골절은 압착 부상으로 뼈가 여러 조각으로 부서진 것이다.
④ 분쇄 골절은 완전 골절로 골절편의 위치가 골절선에서 분리된 상태이다.
⑤ 불완전 골절은 골절선이 완전히 뼈를 관통하여 골막, 뼈가 양면으로 분리된 것이다.

3. 자가 인슐린 투여를 하는 당뇨병 환자가 인슐린 투여 후 갑자기 의식을 잃고 쓰러졌다. 환자가 쓰러진 이유로 옳은 것은?

① 탈수
② 인슐린 내성
③ 저혈당 쇼크
④ 비케톤성 혼수
⑤ 당뇨성 케톤산증

4. 폐렴환자의 간호중재로 옳은 것은?

① 앙와위 유지

② 수분섭취 증가

③ 항생제 투여 제한

④ 기침, 심호흡 방지

⑤ 저탄수화물, 고단백 식이

5. 부갑상샘 기능항진증 환자에게 나타나는 특징으로 옳은 것은?

① 저혈압

② 체중증가

③ 고칼슘혈증

④ 고인산혈증

⑤ Chvostek's Sign 양성

6. 쿠싱증후군 환자 간호중재 사항으로 옳은 것은?

① 탈수 예방

② 감염 예방

③ 저혈압 예방

④ 저혈당 예방

⑤ 스테로이드 투여

7. 얇고 투명한 점막으로 안검의 점액선부터 공막 전면까지 덮고 있으며 혈관과 함께 무혈관성 각막에 영양분과 항체 백혈구를 공급하는 부위는?

① 각막

② 결막

③ 홍채

④ 맥락막

⑤ 수정체

8. 요통을 예방하기 위한 간호중재로 옳은 것은?

① 복위로 눕는다.

② 복근강화 운동을 한다.

③ 푹신한 침구를 사용한다.

④ 물건을 들 경우 허리를 구부린다.

⑤ 서서 일할 때는 양쪽 다리를 발판에 올린다.

9. 폐쇄성 동맥질환 증상으로 옳은 것은?

① 휴식 시 다리를 올린다.

② 운동 시 통증이 증가한다.

③ 다리를 내리면 창백해 진다.

④ 발을 내리면 통증이 증가한다.

⑤ 피부 냉감이 있으며 부종이 있다.

10. 3일 전부터 발생한 구토와 고열로 내원한 여성 환자 사정 시 왼쪽 늑골 척추각 압통을 호소하며 일주일 전부터 악취나는 탁한 소변을 보았다고 한다. 환자에게 나타난 증상으로 의심할 수 있는 진단은?

① 요도염

② 방광염

③ 요석증

④ 신우신염

⑤ 급성신손상

11. 요로감염 환자에게 다량의 수분섭취와 소변을 자주 보도록 권장하는 이유로 옳은 것은?

① 염증성 산물이 정체가 나타난다.

② 방광 내 소변을 외부로 배설시킨다.

③ 소변정체로 세균감염의 전파를 줄인다.

④ 혈뇨나 단백뇨 발생을 촉진할 수 있다.

⑤ 세균의 하행성 움직임을 제한할 수 있다.

12. 유방암 자가 검진을 위한 간호교육을 시행할 때 그 내용으로 옳은 것은?

① 유방을 꼭 쥐고 촉진한다.

② 유방 하외측 부분을 유의해 촉진한다.

③ 유방 내측부터 겨드랑이쪽으로 밀면서 만진다.

④ 앉은 자세로 액와를 촉진하여 림프절 결절 유무를 확인한다.

⑤ 유두와 유륜 하부를 주의 깊게 촉진하며 유두를 짜보아 분비물이 나오는지 확인한다.

13. 전립선 비대증 증상으로 옳은 것은?

① 전립샘이 축소한다.

② 소변 흐름이 빨라진다.

③ 배뇨 후 방울방울 떨어진다.

④ 전립선 비대로 결절 조직은 감소한다.

⑤ 혈뇨나 야뇨 증상은 나타나지 않는다.

14. 환자 위관영양 시 간호중재로 옳은 것은?

① 음식을 빨리 주입한다.

② 차고 시원한 음식을 먹는다.

③ 매 급식 때마다 관을 바꾼다.

④ 음식 주입 전후에 물을 30 ～ 60cm 주입한다.

⑤ 주입이 끝나면 관을 열어두어 공기가 배출되게 한다.

15. 소화성 궤양 환자에게 천공이 발생했을 때의 증상으로 옳은 것은?

① 장폐색

② 무통성

③ 느린맥

④ 혈압상승

⑤ 깊은 호흡

16. 장폐색 환자에게 비위관을 삽입하였다. 그 이유로 옳은 것은?

① 장의 개통을 위해서

② 장관 감압을 위해서

③ 약물 주입을 위하여

④ 수분 주입을 위하여

⑤ 장 내 영양공급을 위해

17. 고혈압을 진단받은 환자의 약물요법으로 옳은 것은?

① 1단계에 이뇨제와 혈관확장제를 복용한다.

② 1단계에 이뇨제와 교감신경 억제제를 복용한다.

③ 2단계에 이뇨제와 교감신경 차단제를 복용한다.

④ 3단계에 교감신경 차단제와 혈관확장제를 복용한다.

⑤ 4단계에 교감신경 차단제와 혈관확장제, 교감신경억제제를 복용한다.

18. 환자가 깊은 수면 중에 있으며 강한 자극과 통증을 피하려고 하는 의식 수준 단계는?

① 각성

② 기면

③ 혼미

④ 혼수

⑤ 반혼수

19. 두부외상으로 응급실에 온 의식손실 환자에게 가장 먼저 취해야 할 간호는?

① 흡인

② 재세동

③ 산소공급

④ 기도개방

⑤ 체위변경

20. Warfarin을 복용하는 심부 정맥혈전증 환자의 간호중재로 옳지 않은 것은?

① 치료동안 안정을 취한다.

② 치료동안 임신을 금지한다.

③ 비타민 K 섭취를 권장한다.

④ Aspirin을 함께 사용하지 않는다.

⑤ 투여 전 Prothrombin Time을 측정한다.

21. 척추 손상 환자의 간호계획으로 옳은 것은?

① Stryker Frame을 적용한다.

② 재활치료는 퇴원 후 계획한다.

③ 부종 감소를 위해 Lasix를 사용한다.

④ 운동 간호 목표는 손상부위 이하 운동성 회복이다.

⑤ 이송 시 환자의 무릎은 구부린 상태로 측위를 유지한다.

22. 암을 예방하는 식이 습관으로 옳은 것은?

① 고지방식이로 섭취한다.

② 알코올의 제한은 필요하지 않다.

③ 적당량의 비타민 A, C, E를 섭취한다.

④ 뜨겁거나 찬 음식의 교대 섭취가 중요하다.

⑤ 직접 불에 가열하지 않은 훈제요리를 주로 먹도록 한다.

23. 수술 후 반드시 기침을 격려해야 하는 환자는?

① 눈 수술 환자

② 뇌 수술 환자

③ 척추 수술 환자

④ 탈장 수술 환자

⑤ 흉곽 수술 환자

24. 멍이 쉽게 들고 생리를 시작하면 잘 멈추지 않음을 호소하며 30대 여성이 병원에 내원하였다. 검진상 황달은 없고 창백한 결막과 하지 점 출혈이 나타났으며 간비대나 림프절 종대는 발견되지 않았다. 혈액검사 결과상 혈소판 수치의 감소를 보였으며 백혈구 및 적혈구 수는 정상이었다. 환자의 증상이나 검사를 통해 의심할 수 있는 질환은?

① 비호지킨 병

② 철결핍성 빈혈

③ 림프구성 백혈병

④ 산내성 혈관내 응고증

⑤ 특발성 혈소판 감소성 자반증

25. 화학적 화상을 입은 화자에게 우선적으로 시행해야 하는 간호중재는?

① 바로 병원으로 이송한다.

② 우유섭취로 구토를 유발한다.

③ 화상부분의 옷을 잘라내고 벗긴다.

④ 흐르는 물로 화상 부의를 세척한다.

⑤ 찬물을 이용하여 화상부위 온도를 낮춘다.

26. 방사선 치료를 받는 환자에게 시행할 간호교육 내용으로 옳은 것은?

① 피부는 건조하게 유지한다.

② 피부에 표시된 그림은 지운다.

③ 피부 건조 시 로션을 자주 바른다.

④ 치료부위는 물과 비누로 깨끗이 씻는다.

⑤ 치료부위를 자주 태양광에 노출시켜 준다.

27. 노인의 신체변화로 오는 노화현상에 대한 설명으로 옳은 것은?

① 심실중격 두께 증가

② 근육지방 축적 감소

③ 쓴맛 감지 기능 둔화

④ 대사율 저하로 인한 체온 증가

⑤ 여성의 경우 질벽이 두꺼워지고 탄력성 상실

28. 환자에게 수혈 시 주의해야 할 간호중재 사항으로 옳은 것은?

① 수혈은 특별한 부작용이 업다.

② 수혈세트와 24G 바늘을 사용한다.

③ 환자 혈액형과 Rh인자를 확인한다.

④ 부작용 의심 시 다른 부위에 수혈한다.

⑤ 수혈 교환 시 혈액을 전부 다 사용 후 교환한다.

29. 흉곽배액을 유지하고 있는 환자의 밀봉배액병 물의 파동이 없어졌을 때 이유로 옳은 것은?

① 관이 막혀서

② 밀봉유지가 안됨

③ 호흡곤란으로 인해

④ 환자의 정상호흡 유지

⑤ 압력이 유지 되지 않음

30. 알레르기성 비염 환자가 항히스타민제를 투여 받고 나타내는 부작용으로 옳은 것은?

① 빈맥, 발한

② 땀 증가, 설사

③ 구강건조, 졸음

④ 저혈압, 식욕부진

⑤ 땀 감소, 어지럼증

성남시의료원

제2회 간호직 필기시험 모의고사

〈직업기초능력평가(의사소통, 수리, 문제해결, 직업윤리), 성인간호학〉

성 명		생년월일	
시험시간	90분	문 항 수	80문항

〈응시 전 확인 사항〉

○ 문제지의 해당란에 성명과 생년월일을 정확히 기재하십시오.

○ 답안지의 해당란에 성명과 수험번호를 쓰고 답을 정확히 기재하십시오.

SEOWONGAK
(주)서원각

01 직업기초능력평가(60분)

1. 다음 밑줄 친 단어의 의미와 동일하게 쓰인 것을 고르면?

> 김동연 경제부총리 겸 기획재정부 장관은 26일 최근 노동 이슈 관련 "다음 주부터 시행되는 노동시간 단축 관련 올해 말까지 계도기간을 설정해 단속보다는 제도 정착에 초점을 두고 추진할 것"이라고 밝혔다.
>
> 김동연 부총리는 이날 정부서울청사에서 노동현안 관련 경제현안간담회를 주재하고 "7월부터 노동시간 단축제도가 시행되는 모든 기업에 대해 시정조치 기간을 최장 6개월로 늘리고, 고소·고발 등 법적인 문제의 처리 과정에서도 사업주의 단축 노력이 충분히 참작될 수 있도록 하겠다."라며 이같이 말했다.
>
> 김 부총리는 "노동시간 단축 시행 실태를 면밀히 조사해 탄력 근로단위기간 확대 등 제도개선 방안도 조속히 마련하겠다."라며 "불가피한 경우 특별 연장근로를 인가받아 활용할 수 있도록 구체적인 방안을 강구할 것"이라고 밝혔다.

① 우리는 10년 만에 넓은 평수로 늘려 이사했다.

② 그 집은 알뜰한 며느리가 들어오더니 금세 재산을 늘려 부자가 되었다.

③ 적군은 세력을 늘린 후 다시 침범하였다.

④ 실력을 늘려서 다음에 다시 도전해 보아라.

⑤ 대학은 학생들의 건의를 받아들여 쉬는 시간을 늘리는 방안을 추진 중이다.

2. 다음은 '작업 중 스마트폰 사용으로 인한 산업현장 사고'와 관련된 사내 안내문을 작성하기 위한 개요이다. 〈자료〉의 활용 방안으로 적절하지 않은 것은?

> 주제 : 작업 중 스마트폰 사용으로 인한 산업현장 사고를 방지하기 위해 전사적 차원의 대책을 마련해야 한다.
>
> Ⅰ. 서론 : 현황 ···································· ㉠
> Ⅱ. 본론
> 　1. 문제 원인
> 　　가. 의식적 요인 ························· ㉡
> 　　나. 제도적 요인 ························· ㉢
> 　2. 문제 해결 방안
> 　　가. 의식 개선 방안 ···················· ㉣
> 　　나. 제도 개선 방안 ···················· ㉤
> Ⅲ. 결론

〈자료〉

(가) 신문 기사

작업 중 스마트폰 사용으로 인한 산업현장 사고가 최근 4년간 1.94배 증가했다. 이는 작업 중 산업현장 사고 증가율 1.1배보다 2배 가까이 높다.

(나) 관련 담당자 인터뷰

조사 대상의 84%가 작업 중 스마트폰 사용이 위험하다는 사실을 알고 있지만, 96%는 1일 1회 이상 작업 중 스마트폰을 사용한다고 답했습니다. 그런데 우리 회사에는 아직 이와 관련한 대책이 없습니다.

(다) 연구 보고서

안전 의식을 높이기 위한 교육 프로그램 개발, 안전 시설물 설치, 또는 패널티 부과 등 작업 중 스마트폰 사용으로 인한 산업현장 사고 방지를 위해 노력하는 세계 각국의 모습을 참고할 필요가 있다.

① ㉠에 (가)를 활용하여 작업 중 스마트폰 사용으로 인한 산업현장 사고의 발생률이 증가하고 있음을 언급한다.

② ㉡에 (나)를 활용하여 작업 중 스마트폰 사용이 위험하다는 사실을 알지 못하는 것이 산업현장 사고 발생 원인의 하나임을 제시한다.

③ ㉢에 (나)를 활용하여 관련 대책의 부재가 작업 중 스마트폰 사용으로 인한 산업현장 사고를 방지하지 못하는 원인 중 하나임을 언급한다.

④ ㉣에 (다)를 활용하여 작업 중 스마트폰을 사용하지 않게 하는 전사적 차원의 교육 프로그램을 개발할 것을 제안한다.

⑤ ㉤에 (다)를 활용하여 패널티 부과 등 작업 중 스마트폰 사용으로 인한 산업현장 사고를 방지할 수 있는 대책을 마련해야 함을 주장한다.

3. 다음의 내용을 읽고 문맥상 괄호 안에 들어갈 말로 가장 적절한 것을 고르면?

특정 종교의 행사라는 이유로 전주역 광장에 기원 탑 설치를 불허했던 A공사 전북본부가 입장을 철회했다. 부처님 오신 날 봉축기간에 맞춰 기원 탑을 설치하려던 지역 불교계의 거센 반발에 부딪히자 긍정적 입장에서의 재검토를 약속한 것이다.

A공사 전북본부는 4월 18일 전라북도 부처님 오신 날 봉축위원회(이하 전북 봉축위)에 보낸 공문을 통해 '기원 탑 설치를 위한 전주역 광장 사용 요청에 관해 긍정적으로 승인을 재검토 하겠다'고 회신했다. A공사 전북본부는 "전주역과 귀 위원회 간 '남북평화통일 기원 탑' 설치와 관련 발생된 이견은 전주역과의 구두협의 과정에서 상호이해가 부족했던 사항으로 판단된다"며 "다시 요청을 해주시면 긍정적으로 승인을 재검토 할 수 있다"고 전해왔다. 이어 "귀 위원회에서 추진 중인 '연등회'행사는 국가무형문화재로서 전통문화와 민족정서를 계승하고 있다는 점에 공감하며 성공적으로 마칠 수 있기를 기원한다"고 전해왔다.

A공사 전북본부 관계자는 법보신문과의 통화에서 "전북 봉축위에서 보낸 공식 공문을 17일에야 접수했다. 전주역에서 A공사 전북본부 쪽으로 온 문의는 시설물 설치 안전에 관한 문의였고 '연등회' 행사라는 이야기도 없었다. 안전 등을 생각해 전주역에서 판단할 사항으로 결정했다"며 "공문 접수 후 전주역 광장 사용 허가를 긍정적으로 검토해 전북봉축위에 전달했으나 현재 시일이 촉박하여 이미 다른 장소에 기원 탑을 설치하고 있는 만큼 안전에 문제가 없는 상황에서 내년부터는 전주역 광장을 사용하는 것으로 일단락 지었다"고 말했다. 이와 관련 전북 봉축위 이원일 사무국장은 "행사 일정상 올해에는 전주역에 기원 탑을 설치하는 것이 힘들어 내년부터 전주역 광장을 사용하도록 할 계획"이라며 "하지만 연등회 행사를 특정종교 행사로 인식하고 있는 관계기관의 인식을 바로잡고 잘못된 전례를 남기지 않기 위해서라도 A공사 전북본부의 명확한 답변을 받아냈다"고 말했다.

전북 불교연합대책위 등 지역불교 단체들은 A공사 전북본부의 (　　)을/를 긍정적으로 평가하며 "이러한 사태에 엄중히 대응함으로써 후대에 오점을 남기는 일이 없도록 해야 한다"며 "이번 일을 계기로 연등회 준비를 더 빠르게 계획하고 추진해 더욱 내실 있는 행사로 발전시켜 나가겠다"고 입을 모았다.

① 배송(配送)
② 면담(面談)
③ 발송(發送)
④ 발전(發展)
⑤ 회신(回信)

4. 다음은 K공사의 신입사원 채용에 관한 안내문의 일부 내용이다. 다음 내용을 근거로 할 때, K공사가 안내문의 내용에 부합되게 취할 수 있는 행동이라고 볼 수 없는 것은?

○ 모든 응시자는 1인 1개 분야만 지원할 수 있습니다.
○ 응시희망자는 지역제한 등 응시자격을 미리 확인하고 응시원서를 접수하여야 하며, 응시원서의 기재사항 착오·누락, 공인어학능력시험 점수·자격증·장애인·취업지원대상자 가산점수·가산비율 기재 착오, 연락불능 등으로 발생되는 불이익은 일체 응시자의 책임으로 합니다.
○ 입사지원서 작성내용은 추후 증빙서류 제출 및 관계기관에 조회할 예정이며 내용을 허위로 입력한 경우에는 합격이 취소됩니다.
○ 응시자는 시험장소 공고문, 답안지 등에서 안내하는 응시자 주의사항에 유의하여야 하며, 이를 준수하지 않을 경우에 본인에게 불이익이 될 수 있습니다.
○ 원서접수결과 지원자가 채용예정인원 수와 같거나 미달하더라도 적격자가 없는 경우 선발하지 않을 수 있습니다.
○ 시험일정은 사정에 의하여 변경될 수 있으며 변경내용은 7일 전까지 공사 채용홈페이지를 통해 공고할 계획입니다.
○ 제출된 서류는 본 채용목적 이외에는 사용하지 않으며, 채용절차의 공정화에 관한 법령에 따라 최종합격자 발표일 이후 180일 이내에 반환청구를 할 수 있습니다.
○ 최종합격자 중에서 신규임용후보자 등록을 하지 않거나 관계법령에 의한 신체검사에 불합격한 자 또는 공사 인사규정 제21조에 의한 응시자격 미달자는 신규임용후보자 자격을 상실하고 차순위자를 추가합격자로 선발할 수 있습니다.
○ 임용은 교육성적을 포함한 채용시험 성적순으로 순차적으로 임용하되, 장애인 또는 경력자의 경우 성적순위에도 불구하고 우선 임용될 수 있습니다.
※ 공사 인사규정 제22조 제2항에 의거 신규임용후보자의 자격은 임용후보자 등록일로부터 1년으로 하며, 필요에 따라 1년의 범위 안에서 연장될 수 있습니다.

① 동일한 응시자가 기계직과 운영직에 동시 응시를 한 사실이 뒤늦게 발견되어 임의로 기계직 응시 관련 사항 일체를 무효처리하였다.
② 대학 졸업예정자로 채용된 A씨는 마지막 학기 학점이 부족하여 졸업이 미뤄지는 바람에 채용이 취소되었다.
③ 50명 선발이 계획되어 있었고, 45명이 지원을 하였으나 42명만 선발하였다.
④ 최종합격자 중 신규임용후보자 자격을 상실한 자가 있어 불합격자 중 임의의 인원을 추가 선발하였다.
⑤ 채용시험 성적이 합격권이 아닌 경력자 B씨를 채용하였다.

5. 다음은 개인정보 보호법과 관련한 사법 행위의 내용을 설명하는 글이다. 다음 글을 참고할 때, '공표' 조치에 대한 올바른 설명이 아닌 것은?

개인정보 보호법 위반과 관련한 행정 처분의 종류에는 처분 강도에 따라 과태료, 과징금, 시정조치, 개선권고, 징계권고, 공표 등이 있다. 이 중, 공표는 행정 질서 위반이 심하여 공공에 경종을 울릴 필요가 있는 경우 명단을 공표하여 사회적 낙인을 찍히게 함으로써 경각심을 주는 제재 수단이다. 개인정보 보호법 위반행위가 은폐·조작, 과태료 1천만 원 이상, 유출 등 다음 7가지 공표 기준에 해당하는 경우, 위반 행위자, 위반행위 내용, 행정 처분 내용 및 결과를 포함하여 개인정보 보호위원회의 심의·의결을 거쳐 공표한다.

〈7가지 공표기준〉
• 1회 과태료 부과 총 금액이 1천만 원 이상이거나 과징 금 부과를 받은 경우
• 유출·침해사고의 피해자 수가 10만 명 이상인 경우
• 다른 위반행위를 은폐·조작하기 위하여 위반한 경우
• 유출·침해로 재산상 손실 등 2차 피해가 발생하였거 나 불법적인 매매 또는 건강 정보 등 민감 정보의 침 해로 사회적 비난이 높은 경우
• 위반행위 시점을 기준으로 위반 상태가 6개월 이상 지 속된 경우
• 행정 처분 시점을 기준으로 최근 3년 내 과징금, 과태 료 부과 또는 시정조치 명령을 2회 이상 받은 경우
• 위반행위 관련 검사 및 자료제출 요구 등을 거부·방 해하거나 시정조치 명령을 이행하지 않음으로써 이에 대하여 과태료 부과를 받은 경우

공표절차는 과태료 및 과징금을 최종 처분할 때 ① 대상자에게 공표 사실을 사전 통보, ② 소명자료 또는 의견 수렴 후 개인정보보호위원회 송부, ③ 개인정보보호위원회 심의·의결, ④ 홈페이지 공표 순으로 진행된다.
공표는 행정안전부장관의 처분 권한이지만 개인정보보호위원회의 심의·의결을 거치게 함으로써 개인정보 보호법 위반자에 대한 행정청의 제재가 자의적이지 않고 공정하게 행사되도록 조절해 주는 장치를 마련하였다.

① 공표는 개인정보 보호법 위반에 대한 가장 무거운 행정 조치이다.
② 행정안전부 장관이 공표를 결정하면 반드시 최종 공표 조 치가 취해져야 한다.
③ 공표 조치가 내려진 대상자는 공표와 더불어 반드시 1천 만 원 이상의 과태료를 납부하여야 한다.
④ 공표 조치를 받는 대상자는 사전에 이를 통보받게 된다.
⑤ 반복적이거나 지속적인 위반 행위에 대한 제재는 공표 조 치의 취지에 포함된다.

6. 다음 글을 읽고 이에 관련한 내용으로 보기 가장 어려운 것을 고르면?

현대는 소비의 시대다. 소비가 하나의 이데올로기가 된 세상이다. 소비자들은 쏟아져 나오는 여러 상품들을 선택하는 행위를 통해 욕구 충족을 할 뿐 아니라 개인의 개성과 정체성을 형성한다. 소비가 인간을 만드는 것이다. 그뿐 아니다. 다른 사람의 소비를 보면서 그를 평가하기도 한다. 그 사람이 무엇을 소비하느냐에 따라 그 사람의 값을 매긴다.
거기서 자연스럽게 배태되는 게 바로 유행이다. 온통 소비에 신경을 쓰다 보니 유명인이나 트렌드 세터들이 만들어내는 소비패턴에 민감하다. 옷이든 장신구든 아니면 먹거리든 간에 이런 유행을 타지 않은 게 드물 정도다. 유행을 따르지 않으면 어딘지 시대에 뒤지고 소외되는 것 같은 강박관념이 사람들을 짓누르고 있다.
문제는 유행이 무척 짧은 수명을 갖는다는 것이다. 옷 같은 경우는 일 년이 멀다하고 새로운 패션이 밀려온다. 소비시장이 그만큼 다양화, 개성화, 전문화됐다는 뜻이다. 제대로 유행의 첨단에 서자면 정신이 달아날 지경일 것이다.
원래 제품 수명주기이론에서는 제품이 태어나 사라질 때까지를 보통 3 ~ 5년 정도로 본다. 즉 도입기와 성장기 - 성숙기 - 쇠퇴기를 거치는 데 몇 년 정도는 걸린다는 설명이다. 상품의 생명력이 이 정도 유지되는 게 정상이다. 그래야 생산자들도 어느 정도 이 속도에 맞춰 신상품을 개발하는 등 마케팅 전략을 세울 수 있다.
그런데 최근 풍조는 상품 수명이 1년을 넘기지 못하는 경우가 잦다고 한다. 소득이 늘면서 유행에 목을 매다보니 남보다 한 발짝이라도 빨리 가고 싶은 욕망이 생기고 그것이 유행의 주기를 앞당기는 것이다. 한 때 온 나라를 떠들썩하게 했던 아웃도어 열풍이 급격히 식어가고 있다는 보도다. 업계에 따르면 국내 아웃도어 시장 규모는 2014년 7조 4000억 원을 정점으로 급격한 내림세가 지속되고 있다. 작년 백화점 등 유통업체들은 아웃도어에서 6 ~ 9% 마이너스 성장을 했다. 업체들은 일부 브랜드를 접고 감원에 들어가는가 하면 백화점에서도 퇴점하는 사례가 증가하고 있다.
과거에도 하얀국물 라면 등 음식이나 패션 등 일부 상품에서 빠른 트렌드 변화가 읽혔다. 소비자 요구는 갈수록 복잡다단해지고 기업이 이에 적응하는 데는 한계가 있는 것이다. 피곤한 것은 기업 쪽이다. 한편으로는 갈수록 부박해지는 소비 문화가 걱정스럽기도 하다. 환경보호 등 여러 측면에서 소비가 미덕인 시대는 아닌 것 같기 때문이다.

① 사람들은 제품구매를 통해 니즈를 충족하고 그들의 개성을 형성하게 된다.
② 현대에 들어 분야를 막론하고 유행을 좇지 않는 게 거의 없다.
③ 제품수명주기는 도입기 - 성장기 - 성숙기 - 쇠퇴기의 4단 계를 겪게 된다.
④ 소득이 증가하면서 제품의 유행주기가 점차적으로 느리게 된다.
⑤ 빠른 트렌드의 변화로 인해 소비자들의 욕구충족이 되는 반 면에 기업의 경우에는 이에 맞추기 위해 상당히 피곤해진다.

7. 다음 제시문을 읽고 ㉠, ㉡에 들어갈 접속사로 적절한 것을 고르면?

조선 시대 우리의 전통적인 전술은 흔히 장병(長兵)이라고 불리는 것이었다. 장병은 기병(騎兵)과 보병(步兵)이 모두 궁시(弓矢)나 화기(火器)같은 장거리 무기를 주무기로 삼아 원격전(遠隔戰)에서 적을 제압하는 것이 특징이었다. 이에 반해 일본의 전술을 창과 검을 주무기로 삼아 근접전(近接戰)에 치중하였기 때문에 단병(短兵)이라고 일컬어졌다. 이러한 전술상의 차이로 인해 임진왜란 이전에는 조선의 전력(戰力)이 일본의 전력을 압도하는 형세였다.

조선의 화기 기술은 고려 말 왜구를 효과적으로 격퇴하는 방도로 수용된 이래 발전을 거듭했지만, 단병에 주력하였던 일본은 화기 기술을 습득하지 못하고 있었다. (㉠) 이러한 전력상의 우열관계는 임진왜란 직전 일본이 네덜란드 상인들로부터 조총을 구입함으로써 역전되고 말았다. 일본의 새로운 장병 무기가 된 조총은 조선의 궁시나 화기보다도 사거리나 정확도 등에서 훨씬 우세하였다. 조총은 단지 조선의 장병 무기류를 압도하는 데 그치지 않고 일본이 본래 가지고 있던 단병 전술의 장점을 십분 발휘하게 하였다. 조선이 임진왜란 때 육전(陸戰)에서 참패를 거듭한 것은 정치·사회 전반의 문제가 일차적 원인이겠지만, 이러한 전술상의 문제에도 전혀 까닭이 없지 않았던 것이다. 그러나 일본은 근접전이 불리한 해전(海戰)에서 조총의 화력을 압도하는 대형 화기의 위력에 눌려 끝까지 열세를 만회하지 못했다. 일본은 화약무기 사용의 전통이 길지 않았기 때문에 해전에서도 조총만을 사용하였다. (㉡) 화기 사용의 전통이 오래된 조선의 경우 비록 육전에서는 소형화기가 조총의 성능을 압도하였다. 해전에서 조선 수준이 거둔 승리는 이순신의 탁월한 지휘력에도 힘입은 바 컸지만, 이러한 장병 전술의 우위가 승리의 기본적인 토대가 되었던 것이다.

	㉠	㉡
①	그러나	반면
②	하지만	그리고
③	요컨대	반면
④	그런데	하지만
⑤	그런데	그리고

8. 다음에 제시된 K공단에 관한 글의 단락 ㈎ ~ ㈎ 중, 내용상의 성격이 나머지와 다른 하나는 어느 것인가?

㈎ 2013년 말부터 2014년 2월까지 지역별 인적자원개발위원회는 첫 번째 지역별 훈련조사를 실시하였으며, 이후 매년 7 ~ 10월 지역별 훈련수요의 정기조사를 실시하고 있다. 이러한 결과를 기반으로 지역·산업맞춤형 훈련을 실시하여 훈련의 충실도와 만족도를 높여가는 한편 중소기업의 직업능력개발 참여 기반 확대를 위하여 기업 규모에 따라 훈련비용을 차등 지원하고 직접 홍보방식을 활용, 사업에 대한 이해도와 참여도를 제고하였다. 2014년 29개 공동훈련센터 운영을 시작으로 2015년에는 51개, 2016년 62개로 확대되어 지역별로 2 ~ 9개의 훈련센터를 운영하였다.

㈏ 2014년 5월 「국가기술자격법」 제10조 개정 신설을 통해 과정평가형자격 제도 도입을 위한 법적 근거가 마련된 이후, 기계설계산업기사 등 15종목을 과정평가형자격 신청 대상 종목으로 선정하는 등 과정평가형자격 운영을 위한 인프라를 구축하였다. 이후 2015년 미용사(일반) 등 15종목과 2016년 기계설계기사 등 31종목을 각각 추가 선정하여 과정평가형자격의 확산 기반을 마련하였다.

㈐ 외국인근로자 체류지원 사업은 입국초기 모니터링, 사업장 애로해소 지원, 사업주 외국인고용관리교육, 재직자 직업훈련 등이 있다. 입국초기 모니터링은 2012년까지 일부를 대상으로 사업장 적응을 확인하는 수준이었으나, 2013년을 기점으로 당해 연도 입국한 외국인근로자 전체를 대상으로 확대하여 2016년 5만 7010명의 입국초기 사업장 적응을 지원하는 등 현재에까지 이르고 있다.

㈑ 2017년부터 2022년까지의 중장기 경영목표 체계에서 공단의 미션은 '인적자원 개발·평가·활용을 통한 능력중심사회의 구현'이고, 비전은 '사람과 일터의 가치를 높여주는 인적자원 개발·평가·활용 지원 중심기관'이다. 공단의 미션과 비전의 중심인 '인적자원 개발·평가·활용'은 공단 사업의 다양성을 보여주고 있다. 능력개발사업은 인적자원 개발, 능력평가사업은 인적자원 평가, 외국인력 고용지원과 청년해외취업은 인적자원 활용과 관련이 있다. 한국폴리텍대학, 한국기술교육대학교, 한국고용정보원, 한국직업능력개발원, 직업능력심사평가원, 한국기술자격검정원 등이 공단의 일부 기능을 이관 받아 설립된 조직들이고 현재에도 직업능력개발 분야뿐만 아니라 고용 관련 다양한 분야에서 사업을 하는 공단은 창립 제35주년을 맞아 향후 고용 및 인적자원 분야의 허브기관으로서의 역할과 정체성 확립도 함께 고민하여야 한다.

㈒ 통합 정보 제공을 위한 플랫폼인 월드잡플러스 역시 주요한 인프라 확대이다. 2015년 이전 해외진출 정보는 각 부처별로 산재되어 있었으나, 2015년 월드잡플러스를 구축하여 해외진출에 대한 모든 정보를 집중하였다. 포털에는 해외취업뿐만 아니라 인턴, 봉사, 창업 등에 관한 정보가 모두 제공되고 있으며, 사이트의 기능을 모두 담고 있는 모바일 앱을 개발, 배포하여 접근성을 높였다. 통합 이후 일 평균 방문자수, 회원수 등이 빠르게 증가하여 2016년에는 신규가입자 수가 전년 대비 10배 이상 증가하여 55만 6,384명, 일평균 방문자수가 7,333명에 이르렀고 누적 회원수는 100만 명을 돌파하였다.

① ㈎ ② ㈏
③ ㈐ ④ ㈑
⑤ ㈒

9. 다음 중 ㉠과 같은 의미로 쓰인 것은?

이스탄불의 성 하기아 소피아는 비잔틴 제국의 유스티니아 누스 황제가 537년에 콘스탄티노플, 즉 오늘날의 이스탄불에 건립한 대성당이다. 성 소피아는 거대한 중앙부 돔은 지름이 약 32.6미터에 이르며, 돔의 높이는 약 54미터에 ㉠달한다. 돔 하단부에 40개의 창이 나 있어 햇빛이 들어오면 아래에서 볼 때에 마치 돔이 공중에 떠 있는 것처럼 보인다. 비잔틴 건축의 특징 중 하나가 겉모습보다 내부 장식을 치중하는 것인데 바로 성 소피아가 대표적인 예라고 할 수 있다. 돔의 무게를 지탱하기 위한 버팀벽은 내부에서 바라볼 땐 대리석 기둥과 모자이크로 장식된 벽면, 금빛 장식품들로 화려하게 장식되어 있다. 특히 모자이크는 건물이 모스크(이슬람교의 예배당)로 전환된 후에 모두 회칠을 하였지만 1935년에 박물관으로 전환하고 벽을 씻어내는 과정에서 모자이크는 빛을 보게 되었다.

그리스어로 "신성한 지혜의 교회"라는 의미의 하기아 소피아는 본래는 교회였으나 1453년 모스크로, 1935년에는 박물관으로 개방되어 이스탄불의 주요 관광지 중 하나가 되었다. 그러나 2020년 7월 터키 대통령 레제프 타이이프 에르도안이 하기아 소피아를 모스크로 전환하였고, 대통령 대변인은 하기아 소피아 내에 그려진 정교회 모자이크화는 예배 시간에는 가림막으로 일부 가려질 것이며, 예배 시간 외에는 온전히 공개될 것이라고 하였다. 1934년 이후 86년 만에 처음으로 이슬람교 금요 예배가 거행되었다.

① 해당 도시의 인구는 이미 수백만에 달했다.
② 2시간 만에 드디어 산 정상에 달했다.
③ 우리 부모님이 생전에 부귀영화를 달하지 못한 것은 내 탓인 것만 같다.
④ 목적을 달하지 못해 아쉬울 따름이다.
⑤ 약속한 장소에 달했다.

10. 다음은 S공단에서 공지한 공고문의 내용이다. 이 공고문의 수정사항을 지적한 〈보기〉와 내용 중 적절한 것을 모두 고르면?

〈2021년 지정측정기관 평가 실시 공고〉

산업안전보건법 제42조 제9항, 시행규칙 제97조, 고용노동부 고시 제2017 − 27호에 따라 「2021년 지정측정기관 평가」 실시 계획을 다음과 같이 공고합니다.

1. 평가 방법 : 기관별 방문 평가
2. 평가표 : 지정측정기관 평가 설명회 시(9월 6일) 배포
3. 평가대상기관 : 산업안전보건법 시행령 제32조의3에 따른 지정측정기관
4. 평가자 : 안전보건공단 직원 및 외부전문가
5. 평가대상 업무 : 2019년도 평가일 기준 최근 2년간 업무 (2019.1.27. ~ 2020.12.31.)
※ 평가대상 기관 중 2019.1.27. 이후 지정받은 기관인 경우에는 지정측정기관 지정일로부터 2020.12.31.까지 수행한 업무에 대하여 평가
6. 평가 일정
• 평가 실시 : 2021.9월 27일(월) ~ 2021.10월 15일(금) 중 1 ~ 2일
※ 기관평가 방문일은 평가반별로 해당 기관과 유선 협의 후 확정
• 평가 결과(절대 점수) 통보 : 2021.12월 중
• 이의신청 접수 및 처리 : 2021.12월 중
※ 이의신청 내용이 타당한 경우에 한하여 재평가 실시
• 최종 평가결과 평가등급 공표 : 2021.12월 중

2021년 8월 25일
한국 S공단

㈎ 개별 통보기관에 대한 설명이 없어 자사가 대상기관에 해당되는지 알 수 없다.
㈏ 날짜를 숫자로 표기할 경우, '일'을 표기하는 숫자 뒤에 마침표를 쓰지 않아야 한다.
㈐ 문의사항과 관련한 연락처를 제공하지 않아 불편함이 예상된다.
㈑ 평가방법과 평가표에 대한 내용을 먼저 작성하는 것을 순서에 맞지 않는다.

① ㈏㈐㈑
② ㈎㈐㈑
③ ㈎㈏㈑
④ ㈎㈏㈐
⑤ ㈎㈏㈐㈑

11. 다음과 같이 작성된 기후변화에 따른 수자원 전망 보고서 내용을 검토한 팀장의 반응으로 적절하지 않은 것은 다음 보기 중 어느 것인가?

부문		기후변화 영향(2050년)
자연 환경	산림 식생대	• 소나무 식생지역→경기북부, 강원 지역에만 분포 • 동백나무 등 난대 수종→서울에서 관찰 가능
	육상 생태계	• 생태계 변화, 서식지 축소→생물다양성 감소 • 꽃매미 등 남방계 외래 곤충 증가 • 멧돼지 개체수 증가로 농작물 피해 확산
	해양 생태계	• 제주 산호 군락지 → 백화현상 • 난대성 어종 북상(여름), 한대성 어종 남하(겨울) − 꽃게어장 : 연평도 부근→북한 영해 − 참조기, 갈치 : 제주→전남 경남 연안 − 대구 : 동해, 경남 진해→전남 고흥, 여수
생활 환경	물관리	• 집중호우로 하천 유역, 도심지 홍수발생 가능성 증가 • 가뭄 발생, 생활 · 농업용수 수요 증가→물 부족
	해수면 상승	• 해수면 · 해일고 상승→해안 저지대 범람, 침식 − 해수면 상승으로 여의도 면적 7.7배 범람(2020년) • 일부 방조제 · 항구 등 범람에 취약
	건강	• 폭염 · 열대야 1개월간 지속→노인, 환자 등 취약 • 말라리아, 뎅기열 등 아열대성 질병 증가 ※ 기온 1℃ 상승 → 말라리아(3%), 쯔쯔가무시병(6%) 증가
산업	농업	• 쌀, 과수 · 채소 등 품질저하, 생산성 감소 − 매년 2 ~ 4만ha 경작지 감소 − 기온 2℃ 상승→사과 생산량(34%), 고랭지 배추 재배 면적(70% 이상) 감소 • 품종개량 및 신품종 재배 기회 창출
	수산업	• 수온 상승으로 인한 하천 밑바닥 저산소 현상 확대, 대형 해파리 증가 → 어업 · 양식업 피해 발생 • 참치 등 난대성 어종 양식 기회 제공
	산업전반	• 산업생산 차질, 전력 수급 불안정 등 발생 • 기후친화형 산업, 관광 · 레저 부문 활성화

① "한파로 인한 겨울철 저수온 현상 때문에 내가 좋아하는 대구가 인천 부근에서도 잡히겠는걸."

② "여름철 폭염과 집중호우가 잦아진다는 얘기군. 대책이 필요하겠어."

③ "제방의 홍수방어 능력도 감소할 것 같고, 가뭄과 홍수가 보다 빈번해질 것 같아 걱정이 되는군."

④ "수온 상승으로 참치 가격이 내려가겠지만, 하천 밑바닥 저산소 현상으로 어류 생태계도 위험해질 수 있겠네."

⑤ "아프리카로 출장 가는 사람들의 예방 접종률이나 경각심 고취 등에는 도움이 될 만한 변화군."

12. 다음은 산재보험의 소멸과 관련된 글이다. 다음 보기 중 글의 내용은 올바르게 이해한 것이 아닌 것은 무엇인가?

> 가. 보험관계의 소멸 사유
> • 사업의 폐지 또는 종료 : 사업이 사실상 폐지 또는 종료된 경우를 말하는 것으로 법인의 해산등기 완료, 폐업신고 또는 보험관계소멸신고 등과는 관계없음
> • 직권소멸 : 근로복지공단이 보험관계를 계속해서 유지할 수 없다고 인정하는 경우에는 직권소멸 조치
> • 임의가입 보험계약의 해지신청 : 사업주의 의사에 따라 보험계약해지 신청가능하나 신청 시기는 보험가입승인을 얻은 해당 보험 연도 종료 후 가능
> • 근로자를 사용하지 아니할 경우 : 사업주가 근로자를 사용하지 아니한 최초의 날부터 1년이 되는 날의 다음날 소멸
> • 일괄적용의 해지 : 보험가입자가 승인을 해지하고자 할 경우에는 다음 보험 연도 개시 7일 전까지 일괄적용해지신청서를 제출하여야 함
> 나. 보험관계의 소멸일 및 제출서류
> (1) 사업의 폐지 또는 종료의 경우
> • 소멸일 : 사업이 사실상 폐지 또는 종료된 날의 다음 날
> • 제출서류 : 보험관계소멸신고서 1부
> • 제출기한 : 사업이 폐지 또는 종료된 날의 다음 날부터 14일 이내
> (2) 직권소멸 조치한 경우
> • 소멸일 : 공단이 소멸을 결정 · 통지한 날의 다음날
> (3) 보험계약의 해지신청
> • 소멸일 : 보험계약해지를 신청하여 공단의 승인을 얻은 날의 다음 날
> • 제출서류 : 보험관계해지신청서 1부
> ※ 다만, 고용보험의 경우 근로자(적용제외 근로자 제외) 과반수의 동의를 받은 사실을 증명하는 서류(고용보험 해지신청 동의서)를 첨부하여야 함

① 고용보험과 산재보험의 해지 절차가 같은 것은 아니다.

② 사업장의 사업 폐지에 따른 서류 및 행정상의 절차가 완료되어야 보험관계가 소멸된다.

③ 근로복지공단의 판단으로도 보험관계가 소멸될 수 있다.

④ 보험 일괄해지를 원하는 보험가입자는 다음 보험 연도 개시 일주일 전까지 서면으로 요청을 해야 한다.

⑤ 보험계약해지 신청에 대한 공단의 승인이 12월 1일에 났다면 그 보험계약은 12월 2일에 소멸된다.

▌13 ~ 14 ▌ 다음 글을 읽고 물음에 답하시오.

저금리가 유지되고 있는 사회에서는 저축에 대한 사람들의 인식이 상당히 회의적이다. 저축은 미래의 소비를 위해 현재의 소비를 억제하는 것을 의미하는데, 이때 그 대가로 주어지는 것이 이자이다. 하지만 저금리 상황에서는 현재의 소비를 포기하는 대가로 보상받는 비용인 이자가 적기 때문에 사람들은 저축을 신뢰하지 못하게 되는 것이다. 화폐의 효용성과 합리적인 손익을 따져 본다면 저금리 시대의 저축률은 줄어드는 것이 당연하다. 물가 상승에 비해 금리가 낮을 때에는 시간이 경과할수록 화폐의 가치가 떨어지게 되어 저축으로부터 얻을 수 있는 실질적인 수익이 낮아지거나 오히려 손해를 입을 수 있기 때문이다.

그런데 한국은행이 발표한 최근 자료를 보면, 금리가 낮은 수준에 머물고 있을 때에도 저축률이 상승하였음을 알 수 있다. 2012년에 3.4%였던 가계 저축률이 2014년에는 6.1%로 상승한 것이다. 왜 그럴까? 사람들이 저축을 하는 데에는 단기적인 금전상의 이익 이외에 또 다른 요인이 작용하기 때문이다. 살아가다 보면 예기치 않은 소득 감소나 질병 등으로 인해 갑자기 돈이 필요한 상황이 생길 수 있다. 이자율이 낮다고 해서 돈이 필요한 상황에 대비할 필요가 없어지는 것은 아니다. 이런 점에서 볼 때 금리가 낮음에도 불구하고 사람들이 저축을 하는 것은 장래에 닥칠 위험을 대비하기 위한 적극적인 의지의 반영인 것이다.

저금리 상황 속에서 저축을 하지 않는 것이 당장은 경제적인 이득을 얻는 것처럼 보일 수 있다. 하지만 이는 미래에 쓸 수 있는 경제 자원을 줄어들게 만들고 개인의 경제적 상황을 오히려 악화시킬 수도 있다. 또한 고령화가 급격하게 진행되는 추세 속에서 노후 생활을 위한 소득 보장의 안전성을 저해하는 등 사회 전반의 불안감을 높일 수도 있다. 따라서 눈앞에 보이는 이익에만 치우쳐서 저축이 가지는 효용 가치를 단기적인 측면으로 한정해서 바라보아서는 안 된다.

우리의 의사 결정은 대개 미래가 불확실한 상황에서 이루어지며 우리가 직면하는 불확실성은 확률적으로도 파악하기 힘든 것이 대부분이다. 따라서 저축의 효용성은 단기적 이익보다 미래의 불확실성에 대비하기 위한 거시적 관점에서 그 중요성을 생각해야 한다.

13. 제시문에 대한 평가로 가장 적절한 것은?

① 핵심 개념을 소개한 후 관련 이론을 제시하고 있다.
② 주장을 여러 항목으로 나누어 순차적으로 제시하고 있다.
③ 전문 기관의 자료를 활용하여 논의의 근거로 삼고 있다.
④ 다양한 계층의 시각으로 균형 있는 정보를 제공하고 있다.
⑤ 유사한 사례를 비교하여 공통점과 차이점을 부각하고 있다.

14. 제시문의 글쓴이가 다음에 대해 보일 수 있는 반응으로 적절하지 않은 것은?

요즘 저축 이자율은 떨어지고 물가 상승률은 증가하고 있다. 그래서 A는 저축을 하지 않고 있다. 하지만 B는 A에게 저축을 하는 것이 좋겠다고 조언한다.

① A가 저축을 하지 않는 이유는 화폐 가치의 하락을 우려하고 있기 때문이군.
② A가 저축을 하지 않는 이유는 당장의 경제적인 이익을 중요하게 생각하기 때문이군.
③ B가 저축을 해야 한다고 조언하는 이유는 단기적인 금전상의 이익이 아닌 또 다른 요인을 고려하기 때문이군.
④ B가 저축을 해야 한다고 조언하는 이유는 저축을 미래의 불확실성에 대비하기 위한 방안이라고 보기 때문이군.
⑤ B가 저축을 해야 한다고 조언하는 이유는 현재 소비를 포기한 대가로 받는 이자를 더 중요하게 생각하기 때문이군.

15. 甲의 견해에 근거할 때 정치적으로 가장 불안정할 것으로 예상되는 정치체제의 유형은?

민주주의 정치체제 분류는 선거제도와 정부의 권력구조(의원내각제 혹은 대통령제)를 결합시키는 방식에 따라 크게 A, B, C, D, E 다섯 가지 유형으로 나눌 수 있다. A형은 의원들이 비례대표제에 의해 선출되는 의원내각제의 형태다. 비례대표제는 총 득표수에 비례해서 의석수를 배분하는 방식이다. B형은 단순다수대표제 방식으로 의원들을 선출하는 의원내각제의 형태다. 단순다수대표제는 지역구에서 1인의 의원을 선출하는 방식이다. C형은 의회 의원들을 단순다수대표 선거제도에 의해 선출하는 대통령제 형태다. D형의 경우 의원들은 비례대표제 방식을 통해 선출하며 권력구조는 대통령제를 선택하고 있는 형태다. 마지막으로 E형은 일종의 혼합형으로 권력구조에서는 상당한 권한을 가진 선출직 대통령과 의회에 기반을 갖는 수상이 동시에 존재하는 형태다. 의회 의원은 단순다수대표제에 의해 선출된다.

한편 甲은 "한 국가의 정당체제는 선거제도에 의해 영향을 받는다. 민주주의 국가들에 대한 비교 연구 결과에 의하면 비례대표제를 의회 선거제도로 운용하고 있는 국가들의 정당체제는 대정당과 더불어 군소정당이 존립하는 다당제 형태가 일반적이다. 전국을 다수의 지역구로 나누고 그 지역구별로 1인을 선출하는 단순다수대표제의 경우 군소정당 후보자들에게 불리하며, 따라서 두 개의 지배적인 정당이 출현하는 양당제의 형태가 자리 잡게 된다. 또한 정치적 안정 여부는 정당체제가 어떤 권력 구조와 결합하는가에 따라 결정된다. 의원내각제는 양당제와 다당제 모두와 조화되어 정치적 안정을 도모할 수 있는 반면 혼합형과 대통령제의 경우 정당체제가 양당제일 경우에만 정치적으로 안정되는 현상을 보인다."라고 주장하였다.

① A형
② B형
③ C형
④ D형
⑤ E형

16. 다음 글의 내용과 일치하지 않는 것은?

우리는 흔히 나무와 같은 식물이 대기 중에 이산화탄소로 존재하는 탄소를 처리해 주는 것으로 알고 있지만, 바다 또한 중요한 역할을 한다. 예를 들어 수없이 많은 작은 해양생물들은 빗물에 섞인 탄소를 흡수한 후에 다른 것들과 합쳐서 껍질을 만드는 데 사용한다. 결국 해양생물들은 껍질에 탄소를 가두어 둠으로써 탄소가 대기 중으로 다시 증발해서 위험한 온실가스로 축적되는 것을 막아 준다. 이들이 죽어서 바다 밑으로 가라앉으면 압력에 의해 석회석이 되는데, 이런 과정을 통해 땅속에 저장된 탄소의 양은 대기 중에 있는 것보다 수만 배나 되는 것으로 추정된다. 그 석회석 속의 탄소는 화산 분출로 다시 대기 중으로 방출되었다가 빗물과 함께 땅으로 떨어진다. 이 과정은 오랜 세월에 걸쳐 일어나는데, 이것이 장기적인 탄소 순환과정이다. 특별한 다른 장애 요인이 없다면 이 과정은 원활하게 일어나 지구의 기후는 안정을 유지할 수 있다.

그러나 불행하게도 인간의 산업 활동은 자연이 제대로 처리할 수 없을 정도로 많은 양의 탄소를 대기 중으로 방출한다. 영국 기상대의 피터 쿡스에 따르면, 자연의 생물권이 우리가 방출하는 이산화탄소의 영향을 완충할 수 있는 데에는 한계가 있기 때문에, 그 한계를 넘어서면 이산화탄소의 영향이 더욱 증폭된다. 지구 온난화가 걷잡을 수 없이 일어나게 되는 것은 두려운 일이다. 지구 온난화에 적응을 하지 못한 식물들이 한꺼번에 죽어 부패해서 그 속에 가두어져 있는 탄소가 다시 대기로 방출되면 문제는 더욱 심각해질 것이기 때문이다.

① 식물이나 해양생물은 기후 안정성을 유지하는 데에 기여한다.
② 생명체가 지니고 있던 탄소는 땅속으로 가기도 하고 대기로 가기도 한다.
③ 탄소는 화산 활동, 생명체의 부패, 인간의 산업 활동 등을 통해 대기로 방출된다.
④ 극심한 오염으로 생명체가 소멸되면 탄소의 순환 고리가 끊겨 대기 중의 탄소도 사라진다.
⑤ 자연의 생물권은 대기 중 이산화탄소의 영향을 어느 정도 완충할 수 있다.

┃17 ~ 18┃ 다음 글을 읽고 물음에 답하시오.

지레는 받침과 지렛대를 이용하여 물체를 쉽게 움직일 수 있는 도구이다. 지레에서 힘을 주는 곳을 힘점, 지렛대를 받치는 곳을 받침점, 물체에 힘이 작용하는 곳을 작용점이라 한다. 받침점에서 힘점까지의 거리가 받침점에서 작용점까지의 거리에 비해 멀수록 힘점에 작은 힘을 주어 작용점에서 물체에 큰 힘을 가할 수 있다. 이러한 지레의 원리에는 돌림힘의 개념이 숨어있다.

물체의 회전 상태에 변화를 일으키는 힘의 효과를 돌림힘이라고 한다. 물체에 회전 운동을 일으키거나 물체의 회전 속도를 변화시키려면 물체에 힘을 가해야 한다. 같은 힘이라도 회전축으로부터 얼마나 멀리 떨어진 곳에 가해 주느냐에 따라 회전 상태의 변화 양상이 달라진다. 물체에 속한 점 X와 회전축을 최단 거리로 잇는 직선과 직각을 이루는 동시에 회전축과 직각을 이루도록 힘을 X에 가한다고 하자. 이때 물체에 작용하는 돌림힘의 크기는 회전축에서 X까지의 거리와 가해 준 힘의 크기의 곱으로 표현되고 그 단위는 N·m(뉴턴미터)이다.

동일한 물체에 작용하는 두 돌림힘의 합을 알짜 돌림힘이라 한다. 두 돌림힘의 방향이 같으면 알짜 돌림힘의 크기는 두 돌림힘의 크기의 합이 되고 그 방향은 두 돌림힘의 방향과 같다. 두 돌림힘의 방향이 서로 반대이면 알짜 돌림힘의 크기는 두 돌림힘의 크기의 차가 되고 그 방향은 더 큰 돌림힘의 방향과 같다. 지레의 힘점에 힘을 주지만 물체가 지레의 회전을 방해하는 힘을 작용점에 주어 지레가 움직이지 않는 상황처럼, 두 돌림힘의 크기가 같고 방향이 반대이면 알짜 돌림힘은 0이 되고 이때를 돌림힘의 평형이라고 한다.

회전 속도의 변화는 물체에 알짜 돌림힘이 일을 해 주었을 때에만 일어난다. 돌고 있는 팽이에 마찰력이 일으키는 돌림힘을 포함하여 어떤 돌림힘도 작용하지 않으면 팽이는 영원히 돈다. 일정한 형태의 물체에 일정한 크기와 방향의 알짜 돌림힘을 가하여 물체를 회전시키면, 알짜 돌림힘이 한 일은 알짜 돌림힘의 크기와 회전 각도의 곱이고 그 단위는 J(줄)이다.

> 가령, 마찰이 없는 여닫이문이 정지해 있다고 하자. 갑은 지면에 대하여 수직으로 서 있는 문의 회전축에서 1m 떨어진 지점을 문의 표면과 직각으로 300N의 힘으로 밀고, 을은 문을 사이에 두고 갑의 반대쪽에서 회전축에서 2m 만큼 떨어진 지점을 문의 표면과 직각으로 200N의 힘으로 미는 상태에서 문이 90° 즉, 0.5π 라디안을 돌면, 알짜 돌림힘이 문에 해 준 일은 50π J이다.

알짜 돌림힘이 물체를 돌리려는 방향과 물체의 회전 방향이 일치하면 알짜 돌림힘이 양(+)의 일을 하고 그 방향이 서로 반대이면 음(-)의 일을 한다. 어떤 물체에 알짜 돌림힘이 양의 일을 하면 그만큼 물체의 회전 운동 에너지는 증가하고 음의 일을 하면 그만큼 회전 운동 에너지는 감소한다. 형태가 일정한 물체의 회전 운동 에너지는 회전 속도의 제곱에 정비례한다. 그러므로 형태가 일정한 물체에 알짜 돌림힘이 양의 일을 하면 회전 속도가 증가하고, 음의 일을 하면 회전 속도가 감소한다.

17. 제시문의 내용과 일치하지 않는 것은?

① 물체에 힘이 가해지지 않으면 돌림힘은 작용하지 않는다.
② 물체에 가해진 알짜 돌림힘이 0이 아니면 물체의 회전 상태가 변화한다.
③ 회전 속도가 감소하고 있는, 형태가 일정한 물체에는 돌림힘이 작용한다.
④ 힘점에 힘을 받는 지렛대가 움직이지 않으면 돌림힘의 평형이 이루어져 있다.
⑤ 형태가 일정한 물체의 회전 속도가 2배가 되면 회전 운동 에너지는 2배가 된다.

18. 박스 안의 예시에서 문이 90° 회전하는 동안의 상황에 대한 이해로 적절한 것은?

① 갑의 돌림힘의 크기는 을의 돌림힘의 크기보다 크다.
② 알짜 돌림힘과 갑의 돌림힘은 방향이 같다.
③ 문에는 돌림힘의 평형이 유지되고 있다.
④ 문의 회전 운동 에너지는 점점 증가한다.
⑤ 알짜 돌림힘의 크기는 점점 증가한다.

19. H공사에 다니는 乙 대리는 우리나라 근로자의 근로 시간에 관한 다음의 보고서를 작성하였는데 이 보고서를 검토한 甲 국장이 〈보기〉와 같은 추가사항을 요청하였다. 乙 대리가 추가로 작성해야 할 자료로 적절한 것은?

우리나라의 법정근로시간은 1953년 제정된 근로기준법에서는 주당 48시간이었지만, 이후 1989년 44시간으로, 그리고 2003년에는 40시간으로 단축되었다. 주당 40시간의 법정근로시간은 산업 및 근로자 규모별로 경과규정을 두어 연차적으로 실시하였지만, 2011년 7월 1일 이후는 모든 산업의 5인 이상 근로자에게로 확대되었다. 실제 근로시간은 법정근로시간에 주당 12시간까지 가능한 초과근로시간을 더한 시간을 의미한다.

2000년 이후 우리나라 근로자의 근로시간은 지속적으로 감소되어 2016년 5인 이상 임금근로자의 주당 근로시간이 40.6시간으로 감소했다. 이 기간 동안 2004년, 2009년, 2015년 비교적 큰 폭으로 증가했으나 전체적으로는 뚜렷한 감소세를 보인다. 사업체규모별·근로시간별로 살펴보면, 정규직인 경우 5～29인, 300인 이상 사업장의 근로시간이 42.0시간으로 가장 짧고, 비정규직의 경우 시간제 근로자의 비중의 영향으로 5인 미만 사업장의 근로시간이 24.8시간으로 가장 짧다. 산업별로는 광업, 제조업, 부동산업 및 임대업의 순으로 근로시간이 길고, 건설업과 교육서비스업의 근로시간이 가장 짧다.

국제비교에 따르면 널리 알려진 바와 같이 한국의 연간 근로시간은 2,113시간으로 멕시코의 2,246시간 다음으로 길다. 이는 OECD 평균의 1.2배, 근로시간이 가장 짧은 독일의 1.54배에 달한다.

〈보기〉

"乙 대리, 보고서가 너무 개괄적이군. 이번 안내 자료 작성을 위해서는 2016년 사업장 규모에 따른 정규직과 비정규직 근로자의 주당 근로시간을 비교할 수 있는 자료가 필요한데, 쉽게 알아볼 수 있는 별도 자료를 도표로 좀 작성해 주겠나?"

① (단위 : 시간)

구분	근로형태(2016년)			
	정규직	비정규직	재택	파견
주당 근로시간	42.5	29.8	26.5	42.7

② (단위 : 시간)

구분	2012	2013	2014	2015	2016
주당 근로시간	42.0	40.6	40.5	42.4	40.6

③ (단위 : 시간)

구분	산업별 근로시간(2016년)			
	광업	제조업	부동산업	운수업
주당 근로시간	43.8	43.6	43.4	41.8

④ (단위 : 시간)

구분	국가별 근로시간(2016년)				
	멕시코	한국	그리스	칠레	OECD
연간 근로시간	2,246	2,113	2,032	1,950	1,761

⑤ (단위 : 시간)

구분		사업장 규모(2016년)			
		5인 미만	5～29인	30～299인	300인 이상
주당 근로시간	정규직	42.8	42.0	43.2	42.0
	비정규직	24.8	30.2	34.7	35.8

20. 100명의 근로자를 고용하고 있는 ○○기관 인사팀에 근무하는 S는 고용노동법에 따라 기간제 근로자를 채용하였다. 제시된 법령의 내용을 참고할 때, 기간제 근로자로 볼 수 없는 경우는?

제10조
제1항 이 법은 상시 5인 이상의 근로자를 사용하는 모든 사업 또는 사업장에 적용한다. 다만 동거의 친족만을 사용하는 사업 또는 사업장과 가사사용인에 대하여는 적용하지 아니한다.
제2항 국가 및 지방자치단체의 기관에 대하여는 상시 사용하는 근로자의 수에 관계없이 이 법을 적용한다.

제11조
제1항 사용자는 2년을 초과하지 아니하는 범위 안에서(기간제 근로계약의 반복갱신 등의 경우에는 계속 근로한 총 기간이 2년을 초과하지 아니하는 범위 안에서) 기간제 근로자※를 사용할 수 있다. 다만 다음 각 호의 어느 하나에 해당하는 경우에는 2년을 초과하여 기간제 근로자로 사용할 수 있다.
1. 사업의 완료 또는 특정한 업무의 완성에 필요한 기간을 정한 경우
2. 휴직·파견 등으로 결원이 발생하여 당해 근로자가 복귀할 때까지 그 업무를 대신할 필요가 있는 경우
3. 전문적 지식·기술의 활용이 필요한 경우와 박사학위를 소지하고 해당 분야에 종사하는 경우
제2항 사용자가 제1항 단서의 사유가 없거나 소멸되었음에도 불구하고 2년을 초과하여 기간제 근로자로 사용하는 경우에는 그 기간제 근로자는 기간의 정함이 없는 근로계약을 체결한 근로자로 본다.
※ 기간제 근로자라 함은 기간의 정함이 있는 근로계약을 체결한 근로자를 말한다.

① 수습기간 3개월을 포함하여 1년 6개월간 A를 고용하기로 근로계약을 체결한 경우

② 근로자 E의 휴직으로 결원이 발생하여 2년간 B를 계약직으로 고용하였는데, E의 복직 후에도 B가 계속해서 현재 3년 이상 근무하고 있는 경우

③ 사업 관련 분야 박사학위를 취득한 C를 계약직(기간제) 연구원으로 고용하여 C가 현재 3년간 근무하고 있는 경우

④ 국가로부터 도급받은 3년간의 건설공사를 완성하기 위해 D를 그 기간 동안 고용하기로 근로계약을 체결한 경우

⑤ 근로자 F가 해외 파견으로 결원이 발생하여 돌아오기 전까지 3년간 G를 고용하기로 근로계약을 체결한 경우

21. 다음은 서울 및 수도권 지역의 가구를 대상으로 난방방식 현황 및 난방연료 사용현황에 대해 조사한 자료이다. 이에 대한 설명 중 옳은 것을 모두 고르면?

〈표1〉 난방방식 현황

(단위 : %)

종류	서울	인천	경기 남부	경기 북부	전국 평균
중앙난방	22.3	13.5	6.3	11.8	14.4
개별난방	64.3	78.7	26.2	60.8	58.2
지역난방	13.4	7.8	67.5	27.4	27.4

〈표2〉 난방연료 사용현황

(단위 : %)

종류	서울	인천	경기 남부	경기 북부	전국 평균
도시가스	84.5	91.8	33.5	66.1	69.5
LPG	0.1	0.1	0.4	3.2	1.4
등유	2.4	0.4	0.8	3.0	2.2
열병합	12.6	7.4	64.3	27.1	26.6
기타	0.4	0.3	1.0	0.6	0.3

⊙ 경기 북부지역의 경우, 도시가스를 사용하는 가구 수가 등유를 사용하는 가구 수의 20배 이상이다.
ⓒ 서울과 인천지역에서는 다른 난방연료보다 도시가스를 사용하는 비율이 높다.
ⓒ 지역난방을 사용하는 가구 수는 서울이 인천의 2배 이하이다.
ⓔ 경기지역은 남부가 북부보다 지역난방을 사용하는 비율이 낮다.

① ⊙ⓒ
② ⊙ⓒ
③ ⊙ⓔ
④ ⓒⓔ
⑤ ⓒⓒ

22. 다음은 어느 나라의 성별 흡연율과 금연계획률에 관한 자료이다. 이에 대한 설명으로 옳은 것은?

〈표1〉 성별 흡연율

(단위 : %)

연도 성별	2014	2015	2016	2017	2018	2019	2020
남성	45.0	47.7	46.9	48.3	47.3	43.7	42.1
여성	5.3	7.4	7.1	6.3	6.8	7.9	6.1
전체	20.6	23.5	23.7	24.6	25.2	24.9	24.1

〈표2〉 금연계획률

(단위 : %)

연도 구분	2014	2015	2016	2017	2018	2019	2020
금연계획률	59.8	( )	57.4	53.5	⊙	55.2	56.5
단기 금연계획률	19.4	17.7	18.2	20.8	20.2	19.6	19.3
장기 금연계획률	40.4	39.2	( )	32.7	36.1	35.6	37.2

※ 흡연율(%) = $\dfrac{흡연자 수}{인구 수} \times 100$

※ 금연계획률(%) = $\dfrac{금연계획자 수}{흡연자 수} \times 100$

= 단기 금연계획률 + 장기 금연계획률

① 매년 전체 흡연율은 증가하고 있다.

② 매년 남성 흡연율은 여성 흡연율의 7배 이상이다.

③ 금연계획률은 매년 50% 이상이다.

④ ⊙에 들어갈 수치는 55.3이다.

⑤ 매년 단기 금연계획률은 장기 금연계획률보다 높다.

23. 다음은 ○○기관의 연도말 부채잔액 및 연간 차입 규모에 대한 자료이다. 자료 분석 결과로 옳지 않은 것은?

① ○○기관의 연도말 부채잔액은 점점 늘어나고 있다.

② 1999 ~ 2002년 중 전년대비 연도말 부채잔액이 가장 크게 늘어난 해는 1999년이다.

③ 전체 기간 중 연간 차입액 변화 추이로 볼 때, 2002년은 주목할 만한 변화이다.

④ 2002년 전년대비 늘어난 연도말 부채잔액은 전년대비 줄어든 연간 차입액의 5배가 넘는다.

⑤ 연도말 부채잔액과 연간 차입액의 변화 추이는 서로 다르다.

▎24 ~ 25▎ 기술보증기금 ○○지점에서 근무하는 박 차장은 보증서를 발급하면서 고객의 보증료를 산출하고 있다. 보증료 산출에 관한 주요 규정이 다음과 같을 때, 물음에 답하시오.

- 보증료 계산 : 보증금액 × 보증료율 × 보증기간/365
  ※ 계산은 십 원 단위로 하고 10원 미만 단수는 버린다.

- 기준보증료율 기술사업평가등급에 따라 다음과 같이 적용한다.

등급	적용요율	등급	적용요율	등급	적용요율
AAA	0.8%	BBB	1.4%	CCC	1.7%
AA	1.0%	BB	1.5%	CC	1.8%
A	1.2%	B	1.6%	C	2.2%

- 아래에 해당되는 경우 기준보증료율에서 해당 감면율을 감면할 수 있다.

가산사유	가산요율
1. 벤처 · 이노비즈기업	− 0.2%p
2. 장애인기업	− 0.3%p
3. 국가유공자기업	− 0.3%p
4. 지방기술유망기업	− 0.3%p
5. 지역주력산업 영위기업	− 0.1%p

※ 감면은 항목은 중복해서 적용할 수 없으며, 감면율이 가장 큰 항목을 우선 적용한다.

※ 사고기업(사고유보기업 포함)에 대해서는 보증료율의 감면을 적용하지 아니한다.

- 아래에 해당되는 경우 산출된 보증료율에 해당 가산율을 가산한다.

가산사유	가산요율
1. 고액보증기업	
가. 보증금액이 15억 원 초과 30억 원 이하 기업	+0.1%p
나. 보증금액이 30억 원 초과 기업	+0.2%p
2. 장기이용기업	
가. 보증이용기간이 5년 초과 10년 이하 기업	+0.1%p
나. 보증이용기간이 10년 초과 15년 이하 기업	+0.2%p
다. 보증이용기간이 15년 초과 기업	+0.3%p

※ 가산사유가 중복되는 경우에는 사유별 가산율을 모두 적용한다.

※ 경영개선지원기업으로 확정된 기업에 대해서는 가산요율을 적용하지 않는다.

- 감면사유와 가산사유에 모두 해당되는 경우 감면사유를 먼저 적용한 후 가산사유를 적용한다.

24. ㈜서원의 회계과장인 이 과장은 보증서 발급에 앞서 보증료가 얼마나 산출되었는지 박 차장에게 다음과 같이 이메일로 문의하였다. 문의에 따라 보증료를 계산한다면 ㈜서원의 보증료는 얼마인가?

안녕하세요, 박 차장님.

㈜서원의 회계과장인 이□□입니다. 대표님께서 오늘 보증서(보증금액 5억 원, 보증기간 365일)를 발급받으러 가시는데, 보증료가 얼마나 산출되었는지 궁금하여 문의드립니다.

저희 회사의 기술사업평가등급은 BBB등급이고, 지방기술사업을 영위하고 있으며 작년에 벤처기업 인증을 받았습니다. 다른 특이사항은 없습니다.

① 4,000천 원

② 4,500천 원

③ 5,500천 원

④ 5,500천 원

⑤ 6,000천 원

25. 박 차장은 아래 자료들을 토대로 갑, 을, 병 3개 회사의 보증료를 산출하였다. 보증료가 높은 순서대로 정렬한 것은?

구분	기술사업 평가등급	특이사항	보증금액 (신규)	보증 기간
갑	BBB	• 국가유공자기업 • 지역주력산업영위기업 • 신규보증금액 포함한 총보증금액 100억 원 • 보증이용기간 7년	10억 원	365일
을	BB	• 벤처기업 • 이노비즈기업 • 보증이용기간 20년 • 경영개선지원기업	10억 원	365일
병	BB	• 장애인기업 • 이노비즈기업 • 보증이용기간 1년	10억 원	365일

① 갑 – 을 – 병

② 갑 – 병 – 을

③ 을 – 갑 – 병

④ 을 – 병 – 갑

⑤ 병 – 갑 – 을

26. 다음은 K공사의 직원 채용 절차와 모집 결과이다. 다음과 같은 조건을 참고할 때, L공사 채용의 총 응시자 수는 모두 몇 명인가?

• 채용절차 : 1차 서류전형 → 2차 필기시험 → 3차 인적성 테스트 → 4차 최종 면접 → 최종 500명 선발
• 각 전형의 선발 인원은 다음 전형 통과 인원의 3배수, 3차 인적성 테스트는 최종 합격자의 1.5배 수
• 1차 서류전형 통과 인원은 총 응시자의 45%
• 최종 선발 인원의 3%는 사회적 약자 집단으로 배분하여 별도 모집
• 인원수는 소수 첫 자리에서 반올림하여 정수로 기산한다.

① 13,950명

② 14,020명

③ 14,320명

④ 14,560명

⑤ 14,800명

27. H상점에서는 A와 B제품을 각각 2,000원과 1,500원에 판매하고 있다. 당월의 A제품 판매량이 전월 대비 10% 증가하였고, B제품 판매량이 전월 대비 20% 감소하여 총 판매액이 5% 증가하였다. 전월의 합계 판매량이 3,800개였다면 당월에 A제품은 B제품보다 몇 개 더 많이 판매한 것인가? (단, 당월의 A, B제품 가격은 전월과 동일하다.)

① 2,200개

② 2,220개

③ 2,240개

④ 2,660개

⑤ 2,880개

28. 다음은 L공사의 토지판매 알선장려금 산정 방법에 대한 표와 알선장려금을 신청한 사람들의 정보이다. 이를 바탕으로 지급해야 할 알선장려금이 잘못 책정된 사람을 고르면?

〈토지판매 알선장려금 산정 방법〉

□ 일반토지(산업시설용지 제외) 알선장려금(부가가치세 포함된 금액)

계약기준금액	수수료율(중개알선장려금)	한도액
4억 원 미만	계약금액 × 0.9%	360만 원
4억 원 이상 ~ 8억 원 미만	360만 원 + (4억 초과 금액 × 0.8%)	680만 원
8억 원 이상 ~ 15억 원 미만	680만 원 + (8억 초과 금액 × 0.7%)	1,170만 원
15억 원 이상 ~ 40억 원 미만	1,170만 원 + (15억 초과 금액 × 0.6%)	2,670만 원
40억 원 이상	2,670만 원 + (40억 초과 금액 × 0.5%)	3,000만 원 (최고한도)

□ 산업·의료시설용지 알선장려금(부가가치세 포함된 금액)

계약기준금액	수수료율(중개알선장려금)	한도액
해당 없음	계약금액 × 0.9%	5,000만 원 (최고한도)

□ 알선장려금 신청자 목록
– 김유진 : 일반토지 계약금액 3억 5천만 원
– 이영희 : 산업용지 계약금액 12억 원
– 심현우 : 일반토지 계약금액 32억 8천만 원
– 이동훈 : 의료시설용지 계약금액 18억 1천만 원
– 김원근 : 일반용지 43억 원

① 김유진 : 315만 원

② 이영희 : 1,080만 원

③ 심현우 : 2,238만 원

④ 이동훈 : 1,629만 원

⑤ 김원근 : 3,000만 원

29. 다음은 조선시대 한양의 조사 시기별 가구수 및 인구수와 가구 구성비에 대한 자료이다. 이에 대한 설명 중 옳은 것만을 모두 고르면?

⟨조사 시기별 가구수 및 인구수⟩

(단위 : 호, 명)

조사 시기	가구수	인구수
1729년	1,480	11,790
1765년	7,210	57,330
1804년	8,670	68,930
1867년	27,360	144,140

⟨조사 시기별 가구 구성비⟩

㉠ 1804년 대비 1867년의 가구당 인구수는 증가하였다.
㉡ 1765년 상민가구 수는 1804년 양반가구 수보다 적다.
㉢ 노비가구 수는 1804년이 1765년보다는 적고 1867년보다는 많다.
㉣ 1729년 대비 1765년에 상민가구 구성비는 감소하였고 상민가구 수는 증가하였다.

① ㉠㉡
② ㉠㉢
③ ㉡㉣
④ ㉠㉢㉣
⑤ ㉠㉡㉢㉣

30. 다음은 성과상여금 지급기준에 따를 때 성과상여금을 가장 많이 받는 사원과 가장 적게 받는 사원의 금액 차이는?

⟨성과상여금 지급기준⟩

가. 지급 원칙

과장 이상	대리	주임	평사원
500만 원	400만 원	200만 원	200만 원

※ 성과상여금은 적용대상사원에 대하여 성과(근무성적, 업무 난이도, 조직 기여도의 평점 합) 순위에 따라 지급한다.

나. 지급 등급 및 지급률
• 5급 이상

지급 등급	S등급	A등급	B등급	C등급
성과 순위	1위	2위	3위	4위
지급률	180%	150%	120%	80%

• 6급 이하

지급 등급	S등급	A등급	B등급
성과 순위	1 ~ 2위	3 ~ 4위	5위 이하
지급률	150%	130%	100%

다. 지급액 산정방법
개인별 성과상여금 지급액은 지급기준액에 해당 등급의 지급율을 곱하여 산정한다.

⟨소속직원 성과 평점⟩

직원	평점			직급
	근무 성적	업무 난이도	조직 기여도	
경운	8	5	10	평사원
혜민	10	7	9	평사원
허윤	8	8	6	과장
성민	6	5	6	대리
세훈	9	8	8	과장
정아	7	8	6	대리

① 100만 원
② 160 만원
③ 370만 원
④ 400만 원
⑤ 490만 원

31. 〈보기〉에 제시된 네 개의 명제가 모두 참일 때, 다음 중 거짓인 것은?

〈보기〉
㉠ 甲 지역이 1급 상수원이면 乙 지역은 1급 상수원이 아니다.
㉡ 丙 지역이 1급 상수원이면 乙 지역도 1급 상수원이다.
㉢ 丁 지역이 1급 상수원이면 甲 지역도 1급 상수원이다.
㉣ 丙 지역이 1급 상수원이 아니면 戊 지역도 1급 상수원이 아니다.

① 甲 지역이 1급 상수원이면 丙 지역도 1급 상수원이다.
② 丁 지역이 1급 상수원이면 丙 지역은 1급 상수원이 아니다.
③ 丙 지역이 1급 상수원이면 甲 지역은 1급 상수원이 아니다.
④ 戊 지역이 1급 상수원이면 丁 지역은 1급 상수원이 아니다.
⑤ 戊 지역이 1급 상수원이면 丁 지역은 1급 상수원이 아니다.

32. 고 대리, 윤 대리, 염 사원, 서 사원 중 한 명은 갑작스런 회사의 사정으로 인해 오늘 당직을 서야 한다. 이들은 논의를 통해 당직자를 결정하였으나, 동료인 최 대리에게 다음 〈보기〉와 같이 말하였고, 이 중 한 명만이 진실을 말하고, 3명은 거짓말을 하였다. 당직을 서게 될 사람과 진실을 말한 사람을 순서대로 알맞게 나열한 것은 어느 것인가?

〈보기〉
고 대리 : 윤 대리가 당직을 서겠다고 했어.
윤 대리 : 고 대리는 지금 거짓말을 하고 있어.
염 사원 : 저는 오늘 당직을 서지 않습니다, 최 대리님.
서 사원 : 당직을 서는 사람은 윤 대리님입니다.

① 고 대리, 서 사원
② 염 사원, 고 대리
③ 서 사원, 윤 대리
④ 염 사원, 윤 대리
⑤ 윤 대리, 염 사원

33. M사의 총무팀에서는 A 부장, B 차장, C 과장, D 대리, E 대리, F 사원이 각각 매 주말마다 한 명씩 사회봉사활동에 참여하기로 하였다. 이들이 다음 〈보기〉에 따라 사회봉사활동에 참여할 경우, 두 번째 주말에 참여할 수 있는 사람으로 짝지어진 것은 어느 것인가?

〈보기〉
1. B 차장은 A 부장보다 먼저 봉사활동에 참여한다.
2. C 과장은 D 대리보다 먼저 봉사활동에 참여한다.
3. B 차장은 첫 번째 주 또는 세 번째 주에 봉사활동에 참여한다.
4. E 대리는 C 과장보다 먼저 봉사활동에 참여하며, E 대리와 C 과장이 참여하는 주말 사이에는 두 번의 주말이 있다.

① A 부장, B 차장
② D 대리, E 대리
③ E 대리, F 사원
④ B 차장, C 과장, D 대리
⑤ E 대리

┃34 ~ 35┃ 주연과 나영이는 가위바위보를 15번 실시하여 각자가 낸 것을 다음과 같이 표로 정리하였다. 이를 보고 이어지는 물음에 답하시오.

구분	가위	바위	보
주연	2번	9번	4번
나영	5번	6번	4번

34. 위의 표를 참고할 때, 가위바위보의 결과를 올바르게 설명한 것은 어느 것인가? (단, 무승부는 없다고 가정함)

① 주연의 6승 9패
② 나영의 7승 8패
③ 주연의 8승 7패
④ 나영의 6승 9패
⑤ 주연의 10승 5패

35. 다음 중 주연과 나영의 가위바위보 승리 횟수에 따른 최종 승자와 패자가 반드시 뒤바뀔 수 있는 경우는 어느 것인가?

① 주연의 바위와 보가 각각 1번씩 보와 바위로 바뀐다.
② 주연과 나영의 바위가 각각 1번씩 가위로 바뀐다.
③ 나영의 가위 2번이 보로 바뀐다.
④ 나영의 바위 2번이 가위로 바뀐다.
⑤ 주연의 가위 2번이 보로 바뀐다

36. ◇◇자동차그룹 기술개발팀은 수소연료전지 개발과 관련하여 다음의 자료를 바탕으로 회의를 진행하고 있다. 잘못된 분석을 하고 있는 사람은?

① 甲 : 현재는 석유와 천연가스 등 화석연료에서 수소를 얻고 있지만, 미래에는 재생에너지나 원자력을 활용한 수소 제조법이 사용될 것이다.

② 乙 : 수소는 기체, 액체, 고체 등 저장 상태에 관계없이 연료전지에 활용할 수 있다는 장점을 갖고 있다.

③ 丙 : 수소저장기술은 기체나 액체 상태로 저장하는 방식과 고체(매체)로 저장하는 방식으로 나눌 수 있다.

④ 丁 : 수소를 제조하는 기술에는 화석연료를 전기분해하는 방법과 재생에너지를 이용하여 물을 열분해하는 두 가지 방법이 있다.

⑤ 戊 : 수소는 물, 석유, 천연가스 및 유기성 폐기물 등에 함유되어 있으므로, 다양한 원료로부터 생산할 수 있다는 장점을 갖고 있다.

37. K공사는 직원들의 창의력을 증진시키기 위하여 '창의 테마파크'를 운영하고자 한다. 다음의 프로그램들을 대상으로 전문가와 사원들이 평가를 실시하여 가장 높은 점수를 받은 프로그램을 최종 선정하여 운영한다고 할 때, '창의 테마파크'에서 운영할 프로그램은?

분야	프로그램명	전문가 점수	사원 점수
미술	내 손으로 만드는 철로	26	32
인문	세상을 바꾼 생각들	31	18
무용	스스로 창작	37	25
인문	역사랑 놀자	36	28
음악	연주하는 사무실	34	34
연극	연출노트	32	30
미술	예술캠프	40	25

※ 전문가와 사원은 후보로 선정된 프로그램을 각각 40점 만점제로 우선 평가하였다.

※ 전문가 점수와 사원 점수의 반영 비율을 3 : 2로 적용하여 합산한 후, 하나밖에 없는 분야에 속한 프로그램에는 취득점수의 30%를 가산점으로 부여한다.

① 연주하는 사무실

② 스스로 창작

③ 역사랑 놀자

④ 연출노트

⑤ 예술캠프

38. 호텔 연회부에 근무하는 A는 연회장 예약일정 관리를 담당하고 있다. 다음과 같이 예약이 되어있는 상황에서 "12월 첫째 주 또는 둘째 주에 회사 송년의 밤 행사를 위해서 연회장을 예약하려고 합니다. 총 인원은 250명이고 월, 화, 수요일은 피하고 싶습니다. 예약이 가능할까요?"라는 고객의 전화를 받았을 때, A의 판단으로 옳지 않은 것은?

〈12월 예약 일정〉

월	화	수	목	금	토	일
1 실버 (13) 블루 (14)	2 레드 (16)	3 블루 (13) 골드 (14)	4 골드 (13) 블루 (17)	5 골드 (14) 실버 (17)	6 실버 (13) 골드 (15)	7 레드 (10) 블루 (16)
8	9 실버 (13) 블루 (16)	10 레드 (16)	11 골드 (14) 블루 (17)	12 레드 (13) 골드 (17)	13 골드 (12)	14 실버 (10) 레드 (15)

※ 예약 : 연회장 이름(시작 시간)

〈호텔 연회장 현황〉

연회장 구분	수용 가능 인원	최소 투입인력	연회장 이용시간
레드	200명	25명	3시간
블루	300명	30명	2시간
실버	200명	30명	3시간
골드	300명	40명	3시간

※ 오후 9시에 모든 업무를 종료함
※ 연회부의 동 시간대 투입 인력은 총 70명을 넘을 수 없음
※ 연회시작 전, 후 1시간씩 연회장 세팅 및 정리

① 인원을 고려했을 때 블루 연회장과 골드 연회장이 적합하겠군.
② 송년의 밤 행사이니 저녁 시간대 중 가능한 일자를 확인해야 해.
③ 목요일부터 일요일까지 일정을 확인했을 때 평일은 예약이 불가능해.
④ 모든 조건을 고려했을 때 가능한 연회장은 13일 블루 연회장뿐이구나.
⑤ 5일에 실버 연회장 예약이 취소된다면 그날 예약이 가능하겠군.

39. 김 사원, 이 사원, 박 사원, 정 사원, 최 사원은 신입사원 오리엔테이션을 받으며 왼쪽부터 순서대로 앉아 강의를 들었다. 각기 다른 부서로 배치된 이들은 4년 후 신규 대리 진급자 시험을 보기 위해 다시 같은 강의실에 모이게 되었다. 다음의 〈조건〉을 모두 만족할 때, 어떤 경우에도 바로 옆에 앉는 두 사람은 누구인가?

〈조건〉
A. 신규 대리 진급자 시험에 응시하는 사람은 김 사원, 이 사원, 박 사원, 정 사원, 최 사원뿐이다.
B. 오리엔테이션 당시 앉았던 위치와 같은 위치에 앉아서 시험을 보는 직원은 아무도 없다.
C. 김 사원과 박 사원 사이에는 한 명이 앉아 있다.
D. 이 사원과 정 사원 사이에는 두 명이 앉아 있다.

① 김 사원, 최 사원
② 이 사원, 박 사원
③ 김 사원, 이 사원
④ 정 사원, 최 사원
⑤ 박 사원, 정 사원

40. 다음은 이야기 내용과 그에 관한 설명이다. 이야기에 관한 설명 중 이야기 내용과 일치하는 것은 모두 몇 개인가?

〈내용〉
휴대폰 제조사 A사에서 올해 출시한 무선 이어폰P와 Q는 시중의 무선 이어폰보다 높은 음질을 가졌고 모든 무선 이어폰보다 가볍지는 않다. Q와 달리 P는 노이즈 캔슬링이 가능하며 무선 충전 또한 가능하다. 이처럼 무선 충전이 가능한 무선 이어폰은 A사에서 밖에 제작되지 않는다. Q는 P에 비해 본체 사이즈가 크지만 여러 종류의 케이스를 갈아 끼울 수 있고, 타사 휴대폰과의 연동에 문제없다.

〈설명〉
㉠ P와 Q는 서로 다른 음질을 가졌다.
㉡ 무선 충전이 가능한 무선 이어폰은 P뿐이다.
㉢ Q는 다양한 케이스를 사용할 수 있다.
㉣ P보다 가벼운 무선 이어폰은 없다.
㉤ P와 Q는 같은 회사에서 출시되었다.
㉥ Q는 자사 휴대폰에만 사용할 수 있다.

① 0개 ② 1개
③ 2개 ④ 3개
⑤ 4개

41. 환자 개인정보 수집과 관련하여 옳은 것은?

① 환자 동의와 상관없이 정보를 수집한다.

② 환자 보호자의 동의를 얻고 개인정보를 수집한다.

③ 대리인의 허용 범위 내에서 개인정보를 수집한다.

④ 환자 대리인의 동의를 얻고 개인정보를 수집한다.

⑤ 19세 미만 환자의 경우 법정 대리인의 동의를 얻고 개인
정보를 수집한다.

42. 다음 중 간호사와 의사의 갈등 요인으로 거리가 먼 것은?

① 역사적인 유산

② 간호의 전문적 이념

③ 간호실무영역의 확장

④ 간호사와 의사 간 도덕적 견해 차이

⑤ 간호사와 의사 간 사회·경제·교육적 거리감

43. 무의식 환자의 장기기증에 대한 의견을 묻고자 할 때 간
호사의 태도로 옳은 것은?

① 종교기관에 의뢰한다.

② 환자 부모 의견을 따른다.

③ 무의식 환자는 장기기증을 할 수 없다.

④ 장기이식센터 코디네이터에게 문의한다.

⑤ 환자를 가장 잘 대변할 수 있는 사람의 의견을 존중한다.

44. 간호수행을 하면서 전단적 의료가 가능한 경우로 옳은 것은?

① 환자 보호자가 병원 내에 없는 때

② 환자가 의사를 표시할 수 없는 경우

③ 환자의 법정대리인이 자리에 있을 때

④ 환자가 치료에 분명한 의사표현을 하는 경우

⑤ 환자와 보호자가 치료에 소극적인 입장으로 보이는 경우

45. 신약개발을 위해 고혈압당뇨병 환자를 대상으로 임상시험
을 진행할 때 만족되어야 할 전제 조건과 거리가 먼 것은?

① 높은 수준의 전문 지식을 갖춘 전문가에 의해 진행되어야
한다.

② 환자는 사전에 설명을 듣고 완전히 이해한 후 자발적 동
의로 참여해야 한다.

③ 시험은 윤리적으로 시행하며, 확실한 유용성을 획득할 수
있어야 한다.

④ 임상적 실패 가능성이 다분하다면 시험은 중단해야 한다.

⑤ 부작용이 발생할 가능성이 다분하다면 환자에게 비용을 받
지 않고 진행하여야 한다.

46. 다음 상황에 해당하는 윤리적 문제에 대해 논의한 사항
중 적절하지 않은 것은?

― 보기 ―

환자 A씨는 오랜 기간 혼수상태로 중환자실에 입원해있다.
의사 B씨는 환자 A의 상태가 호전되기 어렵다고 보호자에
게 전했다. 장기간의 환자치료에 부담을 느낀 보호자는 안
락사를 요구하였다.

① 세리 : 환자가 자율적 의사를 표현 할 수 없으므로 대리인
의 대리판단 표준이 필요해.

② 주환 : 악행금지의 원칙에 따라 신체적 악행이 우려되는 상
황이야.

③ 서우 : 환자의 자율성을 존중하고 선을 행하기 위한 온정적
간섭주의 상황이야.

④ 정연 : 온정적 간섭주의로 얻는 이득이 환자의 위험을 능가
할지 생각해야겠어.

⑤ 지현 : 자율성 존중의 원칙과 선행의 원칙이 상충되고 있어.

47. 병원 내 윤리적 문제를 예방하기 위해 설치하는 병원윤리
위원회의 역할로 옳지 않은 것은?

① 원내 직원과 실습생 교육

② 사례 분석과 문제해결

③ 병원 정책 및 규범의 윤리적 검토

④ 윤리적 의사결정을 위한 절차 확립

⑤ 윤리적 문제의 금전적 보상을 위한 예산 확보

48. 경제적 사정으로 환자를 퇴원시키고자 하는 보호자에게 간호사가 '저희는 환자의 안위를 위해 최선을 다하겠습니다. 충분히 시간을 가진 후 결정하세요.'라고 말했다. 간호사의 입장에서 이러한 행위는 가장 적절한 윤리적 이론은?

① 성실의 규칙
② 공리주의
③ 유용성의 원칙
④ 정의의 원칙
⑤ 자율성 존중의 원칙

49. 장기이식코디네이터로 근무하는 간호사 A가 장기이식에 대해 고려할 문제가 아닌 것은?

① 안락사 문제
② 의학적 필요성
③ 의학적 예후
④ 대기 기간
⑤ 조직적합성

50. 간호윤리강령이 필요한 궁극적인 이유로 옳은 것은?

① 윤리적 딜레마 해결
② 간호사에게 명확한 정답 제시
③ 간호사의 명확한 법적인 책임 소재 부여
④ 간호 업무를 수행하기 위한 최소한의 윤리적 지침 제공
⑤ 환자의 존엄성을 증진

---

02 성인간호학(30분)

1. 환자의 안구점적 시 간호중재로 옳은 것은?

① 머리를 앞으로 숙인다.
② 눈은 아래를 보게 한다.
③ 점적 후 외안각을 눌러준다.
④ 약물은 대상자별로 준비한다.
⑤ 점적 약물은 신장으로 흘러나가도록 해야 한다.

2. 백혈병 환아의 감염예방을 위해 격리중일 때 환아의 혈액검사 상 감소되어 있는 것은?

① 호산구
② 호중구
③ 혈소판
④ 림프구
⑤ 호염기구

3. 류마티스성 관절염 환자의 무릎 관절강 내 스테로이드 주사를 투여하는 이유로 옳은 것은?

① 통증 완화
② 염증 제거
③ 관절강직 예방
④ 관절 운동성 상승
⑤ 심리적 안정 도모

4. 낙상예방을 위한 노인 간호 중재로 옳은 것은?

① 억제대를 사용한다.
② 걸을 때 방해가 되지 않도록 가급적 맨 바닥을 유지한다.
③ 야간 침대 옆 휴대용 침상 변기를 둔다.
④ 이동 시 불편함 방지를 위해 수면 시 난간을 올린다.
⑤ 주관적 사정 척도를 이용한 낙상 고위험군 사정을 한다.

5. 장기 침상안정 환자의 칼슘 유리 방지를 위한 예방법으로 옳은 것은?

① 조기이상
② Ca 투여
③ 비타민 D 투여
④ 단백질 섭취
⑤ 유제품, 우유 제한

6. 귀 수술을 하는 환자의 수술 전 간호중재로 옳은 것은?

① 목욕

② 머리감기

③ 구강간호

④ 하제 투여

⑤ 항생제 투여

7. 부신피질 기능저하증 환자의 간호중재로 옳은 것은?

① 수액 금지

② 수분섭취 제한

③ 신체활동량 증가

④ 감염원 노출 방지

⑤ Corticosteroid 금기

8. 소변검사 시 나타난 정상뇨에 대한 설명으로 옳은 것은?

① 적혈구가 미량 나타난다.

② 당과 단백이 소량 검출된다.

③ 하루 배설량은 2L 이상이다.

④ 색은 미색이거나 혼탁한 호박색이다.

⑤ 크레아티닌 청소율은 130 ~ 150mL/min 이 정상이다.

9. 유방암 위험요인으로 옳은 것은?

① 가족력

② 저지방식이 섭취

③ 초경연령이 늦은 사람

④ 완경연령이 이른 사람

⑤ 임신 경험이 있는 사람

10. 석고붕대를 6시간 정도 적용 중인 환자가 종아리에 조이는 통증을 호소할 때 확인하는 것은?

① Tinel Sign

② Allen Sign

③ Phalen Test

④ Homan's Sign

⑤ Blanching Test

11. 만성 신우신염 환자의 간호중재로 옳은 것은?

① 통목욕을 시행한다.

② 하루 2L 물을 섭취한다.

③ 고혈압 조절은 의미가 없다.

④ 항문과 질의 청결을 유지한다.

⑤ 증상이 완화될 때까지 항생제를 투여한다.

12. 복막투석 환자의 간호중재로 옳은 것은?

① 저장액을 사용한다.

② 투석 시행 전 신장을 측정한다.

③ 체온 정도로 데워진 따뜻한 투석액을 이용한다.

④ 투입 후 출혈 방지를 위해 자세를 고정 시킨다.

⑤ 복막투석을 위한 도관 삽입 직후 투석이 가능하다.

13. 뇌하수체 전엽에서 분비되는 호르몬으로 옳은 것은?

① 인슐린

② 옥시토신

③ 에피네프린

④ 항이뇨 호르몬

⑤ 부신피질 자극 호르몬

14. 외음부 소양증 환자의 간호중재로 옳은 것은?

① 자극성 비누를 사용한다.

② 따뜻한 인산 용액으로 습포를 적용한다.

③ 조이는 의복으로 회음부의 습함을 방지한다.

④ 완경으로 인한 점막 건조에는 옥시토신을 투여한다.

⑤ 알레르기로 인한 소양증에는 항히스타민제를 투여한다.

15. 병원에 내원한 환자가 30분 전부터 복통을 호소해 복막염을 의심하고 있다. 환자에게 확인해야 할 신체증상은?

① 복부 강직
② 장 운동 증가
③ 심호흡 증가
④ 복부결절촉진
⑤ 복부대동맥 청진

16. 부분적 위절제술을 받은 환자에게 삽입된 비위관을 제거하는 시기는?

① 설사가 심할 때
② 인후점막 염증이 생겼을 때
③ 장 운동이 정상으로 회복될 때
④ 정상적으로 식사를 하지 못할 때
⑤ 위액에 담즙이 섞여 있지 않을 때

17. 급성심근경색 환자가 나타내는 증상으로 옳은 것은?

① SGOT 수치가 상승한다.
② 휴식 시 통증이 완화된다.
③ 백혈구 수치의 변화가 없다.
④ 30분 정도 후 통증은 완화된다.
⑤ 니트로글리세린 투여 시 통증이 완화된다.

18. 심부전 환자에게 디곡신 투여 후 환자에게 나타나는 증상으로 옳지 않은 것은?

① 심박출량 증가
② 심실박동수 상승
③ 심근수축력 강화
④ 교감신경 긴장도 증가
⑤ 미주신경 흥분도 증가

19. 치질의 원인으로 옳은 것은?

① 음와염
② 항문성교
③ 반복되는 변비
④ 복부내압 감소
⑤ 직장조직의 과도한 신장

20. 간호사는 판막 수술을 한 환자의 말초맥박을 사정하고 있다. 간호사가 환자의 말초맥박을 사정하는 이유는?

① 출혈
② 색전증
③ 심방세동
④ 세균성 감염
⑤ 심인성 쇼크

21. 환자가 병실에서 간질발작을 일으키는 경우 적절한 간호중재로 옳은 것은?

① 침대로 옮긴다.
② 산소를 공급한다.
③ 억제대를 적용한다.
④ 설압자로 입안을 벌린다.
⑤ 고개를 옆으로 돌려준다.

22. 악성종양의 특징으로 옳은 것은?

① 피막이 있다.
② 증식 속도가 느리다.
③ 병변의 경계가 분명하다.
④ 핵이 세포크기에 비해 크다.
⑤ 근치적 절제술을 시행하지 않는다.

23. 체위배액에 관한 설명으로 옳은 것은?

① 식사 직후는 피하도록 한다.

② 폐암환자에게 체위배액은 도움이 된다.

③ 체위배액 중 기침을 하지 않도록 주의한다.

④ 환자가 불편감을 호소하더라도 자세를 유지한다.

⑤ 정확한 자세를 취할 경우 30분 정도 그대로 둔다.

24. 뇌졸중으로 쓰러진 환자에게 취할 수 있는 체위로 옳은 것은?

① 측위로 눕힘

② 복위로 유지함

③ 머리를 낮게 유지

④ 환측 반대편으로 눕힘

⑤ 등대고 앉은 자세 유지

25. 항암제 투여 시 나타날 수 있는 부작용에 대한 간호대처 방안으로 옳은 것은?

① 즉시 바늘을 제거한다.

② 스테로이드를 투여한다.

③ 다른 항암제를 투여한다.

④ 항응고제나 생리식염수로 해독한다.

⑤ 정맥염이 나타나면 손으로 마사지 한다.

26. 실수로 강산성 물질을 섭취한 환자 응급처치로 옳은 것은?

① 해독제를 마신다.

② 즉시 구토하게 한다.

③ 식초 탄 물을 마신다.

④ 소다를 물에 타서 먹인다.

⑤ 물을 마셔 희석시키게 한다.

27. Shock 환자 간호중재 시 옳은 것은?

① 다리를 하강시킨다.

② 순환혈액량을 제한한다.

③ 체온은 정상보다 높게 유지한다.

④ 소변배설량이 시간당 100ml 이상 유지되도록 한다.

⑤ 산소를 최대 흡입할 수 있도록 하고 기도를 확보한다.

28. 파킨슨 환자에게 Levodopa를 투여할 때 주의해야 할 사항으로 옳은 것은?

① 알코올을 제한한다.

② 고단백 식이를 제공한다.

③ 비타민 B6와 함께 투여한다.

④ 금식 중 투약하지 않도록 주의한다.

⑤ 안정제를 투여하여 경련을 예방한다.

29. 용혈성 빈혈 환자에게 나타날 수 있는 증상으로 옳은 것은?

① 출혈

② 성장장애

③ 범혈구감소증

④ Schilling Test 양성

⑤ 높은 빌리루빈 수치

30. 만성 기관지염 환자의 동맥혈 가스 분석 검사 시행 후 pH 7.25, PaO_2 65mmHg, $PaCO_2$ 60mmHg, HCO_3^- 26mEq/L의 결과가 측정되었다. 환자의 간호중재로 옳은 것은?

① 특별한 문제 없다.

② 수분섭취를 제한한다.

③ 복식호흡을 제한한다.

④ Pursed Lip Breathing을 한다.

⑤ 비강캐뉼라로 100% 산소를 투여한다.

성남시의료원

제3회 간호직 필기시험 모의고사

〈**직업기초능력평가**(의사소통, 수리, 문제해결, 직업윤리), **성인간호학**〉

성 명		생년월일	
시험시간	90분	문 항 수	80문항

〈응시 전 확인 사항〉

○ 문제지의 해당란에 성명과 생년월일을 정확히 기재하십시오.

○ 답안지의 해당란에 성명과 수험번호를 쓰고 답을 정확히 기재하십시오.

SEOWONGAK
(주)서원각

01 직업기초능력평가(60분)

1. 다음 중 ㈀과 동일한 의미로 쓰인 것은?

신문 기사는 표제, 기사 내용, 사진을 '3원색'으로 삼아 현실을 그려 내는 그림이다. 그러나 신문 기사가 그림인 까닭은 단순히 지면의 미적 구성이라는 좁은 의미에 그치지 않는다. 모든 그림이 단순한 현실 복사가 아니듯 신문 기사라는 그림 또한 현실을 그대로 복사하는 것이 아니다. 신문 기사는 수많은 삶의 현실 가운데 어느 것을 기사화할지 선택하고 결정하는 과정을 거쳐 인쇄된다. 따라서 신문 기사는 모두 객관적이라는 고정관념부터 깰 필요가 있다. 기삿거리를 선택하고 결정하는 것은 가치 판단을 의미하며, 가치 판단에는 어쩔 수 없이 주관이 들어가기 때문이다.

신문에 실린 기사는 최소한 취재 기자, 취재부장, 편집 기자, 편집부장, 편집국장이라는 다섯 사람의 눈과 손을 ㈀ 거쳐 '선택받은 사건'들이다. 이러한 공동 작업 과정을 통해 인쇄되기에, 독자가 받아 보는 신문의 각 기사에는 여러 단계에 걸쳐 각각 그들의 시각과 보도 관행, 심지어 현실을 인식하는 관점이 녹아들 수밖에 없다. 아무리 사실주의적 미술 작품이라 해도 그림에 화가의 관점이나 숨결이 담겨 현실과 꼭 같을 수 없는 이치와 같다. 신문 읽기를 넘어 신문 편집을 보아야 할 이유가 여기에 있다.

① 제일 난감한 상황을 해결했으니 이제 거칠 것 없이 진행할 수 있다.
② 어느덧 처음 만난 사람을 만나도 거칠 것이 없는 사회인이 되었다.
③ 생각해보니 초등학교를 거쳐 대학입학까지 오랜 시간 공부만 한 것 같다.
④ 더이상 할아버지 손을 거치지 않고 내 마음대로 결정하고 싶다.
⑤ 대구를 거쳐 부산으로 가려고 한다.

2. 다음 빈칸에 들어갈 접속사로 적절하게 짝지어진 것은?

대의(代議) 제도를 따르지 않은 어떤 형태의 정부도 진정한 정체라 말할 수 없다. 군주제와 귀족제는 통치방식이 기본적으로 대의적이지는 않지만, 대의 제도에 부합하는 통치 방식을 따를 수 있는 여지가 있다. (㈀) 민주제에서는 대의 제도가 실현되기 어렵다. 왜냐하면 민주제에서는 국민 모두가 통치자이기를 바라기 때문이다. 한 국가의 통치자의 수가 적으면 적을수록 그리고 그들이 국민을 실제로 대표하면 할수록 그 국가의 정부는 공화정에 접근할 수 있다. (㈁) 점진적 개혁에 의해 공화정에 근접할 것으로 기대할 수도 있다. 이런 이유로 완벽하게 합법적 정체인 공화정에 도달하는 것이 군주제보다는 귀족제에서 더 어려우며 민주제에서는 폭력 혁명이 아니면 도달하는 것이 불가능하다.

	㈀	㈁		㈀	㈁
①	그리고	또	②	그래서	하지만
③	왜냐하면	요컨대	④	그런데	그러나
⑤	그러나	그리고			

3. 밑줄 친 부분과 바꾸어 쓰기에 가장 적절한 것은?

전 지구적인 해수의 연직 순환은 해수의 밀도 차이에 의해 발생한다. 바닷물은 온도가 낮고 염분 농도가 높아질수록 밀도가 높아져 아래로 가라앉는다. 이 때문에 북대서양의 차갑고 염분 농도가 높은 바닷물은 심층수를 이루며 적도로 천천히 이동한다.

그런데 지구 온난화로 인해 북반구의 고위도 지역의 강수량이 증가하고 극지방의 빙하가 녹은 물이 대량으로 바다에 유입되면 어떻게 될까? 북대서양의 염분 농도가 감소하여 바닷물이 가라앉지 못하는 일이 벌어질 수 있다. 과학자들은 컴퓨터 시뮬레이션을 통해 차가운 북대서양 바닷물에 빙하가 녹은 물이 초당 십만 톤 이상 들어오면 전 지구적인 해수의 연직 순환이 느려져 지구의 기후가 변화한다는 사실을 알아냈다.

① 침강(沈降)   ② 침식(侵蝕)
③ 침체(沈滯)   ④ 침범(侵犯)
⑤ 침해(侵害)

4. 다음 표준 임대차 계약서의 일부를 보고 추론할 수 없는 내용은?

[임대차계약서 계약조항]

제1조[보증금] 을(乙)은 상기 표시 부동산의 임대차보증금 및 차임(월세)을 다음과 같이 지불하기로 한다.

- 보증금 : 금○○원으로 한다.
- 계약금 : 금○○원은 계약 시에 지불한다.
- 중도금 : 금○○원은 ○○○○년 ○월 ○일에 지불한다.
- 잔　금 : 금○○원은 건물명도와 동시에 지불한다.
- 차임(월세) : 금○○원은 매월 말일에 지불한다.

제4조[구조변경, 전대 등의 제한] 을(乙)은 갑(甲)의 동의 없이 상기 표시 부동산의 용도나 구조 등의 변경, 전대, 양도, 담보제공 등 임대차 목적 외에 사용할 수 없다.

제5조[계약의 해제] 을(乙)이 갑(甲)에게 중도금(중도금 약정이 없는 경우에는 잔금)을 지불하기 전까지는 본 계약을 해제할 수 있는 바, 갑(甲)이 해약할 경우에는 계약금의 2배액을 상환하며 을(乙)이 해약할 경우에는 계약금을 포기하는 것으로 한다.

제6조[원상복구의무] 을(乙)은 존속기간의 만료, 합의 해지 및 기타 해지사유가 발생하면 즉시 원상복구하여야 한다.

① 중도금 약정 없이 계약이 진행될 수도 있다.

② 부동산의 용도를 변경하려면 갑(甲)의 동의가 필요하다.

③ 을(乙)은 계약금, 중도금, 보증금의 순서대로 임대보증금을 지불해야 한다.

④ 중도금 혹은 잔금을 지불하기 전까지만 계약을 해제할 수 있다.

⑤ 원상복구에 대한 의무는 을(乙)에게만 생길 수 있다.

5. 다음 ㈎~㈐에 공통으로 나타나는 설명 방식이 사용된 문장은?

㈎ 호랑이는 가축을 해치고 사람을 다치게 하는 일이 많았던 모양이다. 그래서 설화 중에는 사람이나 가축이 호랑이한테 해를 당하는 이야기가 많이 있다. 사냥을 하던 아버지가 호랑이에게 해를 당하자 아들이 원수를 갚기 위해 그 호랑이와 싸워 이겼다는 통쾌한 이야기가 있는가 하면, 밤중에 변소에 갔던 신랑이 호랑이한테 물려 가는 것을 본 신부가 있는 힘을 다하여 호랑이의 꼬리를 붙잡고 매달려 신랑을 구했다는 흐뭇한 이야기도 있다. 이러한 이야기들은 호랑이의 사납고 무서운 성질을 바탕으로 하여 꾸며진 것이다.

㈏ 설화 속에서 호랑이는 산신 또는 산신의 사자로 나타나기도 하고, 구체적인 설명 없이 신이한 존재로 나타나기도 한다. '효녀와 산신령' 이야기에서 산신령은 호랑이의 모습으로 나타나, 겨울철 눈 속에서 병든 어머니께 드릴 잉어를 찾는 소녀에게 잉어를 잡아 준다. 또한 '장화홍련전'에서 계모의 아들 장쇠는 장화를 재촉하여 물에 빠지게 하고 돌아오는 길에 호랑이한테 물려 죽는데 이때의 호랑이는 징벌자 역할을 하고 있다.

㈐ 설화 속에서 호랑이는 사람과 마찬가지로 따뜻한 정과 의리를 지니고 있는 것으로 나타나기도 하는데, 인간의 효성에 감동한 호랑이 이야기가 많이 있다. 여름철 홍시를 구하려는 효자를 등에 태워 홍시가 있는 곳으로 데려다 준 호랑이 이야기, 고개를 넘어 성묘 다니는 효자를 날마다 태워다 준 호랑이 이야기 등이 그 예다.

① 자동차는 엔진, 바퀴, 배기 장치 등으로 구성된다.

② 팬에 기름을 두른 후 멸치를 넣고 볶은 다음, 양념을 한다.

③ 지문은 손가락 안쪽 끝에 있는 皮膚의 무늬나 그것이 남긴 흔적을 말한다.

④ 지구의 기온이 상승하면 남극과 북극의 빙하가 녹게 되어 해수면이 상승한다.

⑤ 한국의 철새 중 여름새의 대표적인 예로는 뻐꾸기, 꾀꼬리, 백로, 제비 등이 있다.

6. 다음 글의 내용을 사실과 의견으로 구분할 때 사실인 것은?

> ㉠이번에 열리는 우리 지역 축제에 유명 연예인을 초청해야 한다고 생각합니다. ㉡지역 주민의 축제 참여율을 높일 필요가 있기 때문입니다. ㉢지난 3년간 축제 참여 현황을 보면 지역 주민의 참여율이 전체 주민의 10% 미만으로 매우 저조합니다. 이마저도 낮아지는 추세입니다. ㉣더군다나 우리 지역은 연예인을 직접 볼 기회가 많지 않으므로 유명 연예인을 초청한다면 지역 주민들이 더 많은 관심을 보일 것입니다. ㉤그러므로 유명 연예인을 초청하여 지역 주민의 축제 참여를 유도할 필요가 있습니다.

① ㉠
② ㉡
③ ㉢
④ ㉣
⑤ ㉤

7. 빅데이터에 대한 이해로 적절하지 않은 것은?

> 빅데이터는 그 규모가 매우 큰 데이터를 말하는데, 이는 단순히 데이터의 양이 매우 많다는 것뿐 아니라 데이터의 복잡성이 매우 높다는 의미도 내포되어 있다. 데이터의 복잡성이 높다는 말은 데이터의 구성 항목이 많고 그 항목들의 연결 고리가 함께 수록되어 있다는 것을 의미한다. 데이터의 복잡성이 높으면 다양한 파생 정보를 끌어낼 수 있다. 데이터로부터 정보를 추출할 때에는, 구성 항목을 독립적으로 이용하기도 하고, 두 개 이상의 항목들의 연관성을 이용하기도 한다. 일반적으로 구성 항목이 많은 데이터는 한 번에 얻기 어렵다. 이런 경우에는, 따로 수집되었지만 연결 고리가 있는 여러 종류의 데이터들을 연결하여 사용한다.
>
> 가령 한 집단의 구성원의 몸무게와 키의 데이터가 있다면, 각 항목에 대한 구성원의 평균 몸무게, 평균 키 등의 정보뿐만 아니라 몸무게와 키의 관계를 이용해 평균 비만도 같은 파생 정보도 얻을 수 있다. 이때는 반드시 몸무게와 키의 값이 동일인의 것이어야 하는 연결 고리가 있어야 한다. 여기에다 구성원들의 교통 카드 이용 데이터를 따로 얻을 수 있다면, 이것을 교통 카드의 사용자 정보를 이용해 사용자의 몸무게와 키의 데이터를 연결할 수 있다. 이렇게 연결된 데이터 세트를 통해 비만도와 대중교통의 이용 빈도 간의 파생 정보를 추출할 수 있다. 연결할 수 있는 데이터가 많을수록 얻을 수 있는 파생 정보도 늘어난다.

① 빅데이터 구성 항목을 독립적으로 이용하여 정보를 추출하기도 한다.
② 빅데이터를 구성하는 데이터의 양은 매우 많다.
③ 빅데이터를 구성하는 데이터의 복잡성은 매우 높다.
④ 빅데이터에는 구성 항목들 간의 연결 고리가 함께 포함되어 있다.
⑤ 빅데이터에서는 파생 정보를 얻을 수 없다.

8. 이 글의 내용과 일치하지 않는 것은?

> 루소의 사상은 인간이 자연 상태에서는 선하고 자유롭고 행복했으나, 사회와 문명이 들어서면서 악해지고 자유를 상실하고 불행해졌다는 전제에서 출발한다. 그는 「에밀」의 첫머리에서 이렇게 말하고 있다. 이 세상 만물은 조물주의 손에서 나올 때는 선하지만, 인간의 손에 와서 타락한다. 인간은 어떤 땅에다 다른 땅에서 나는 산물을 재배하려 드는가 하면, 어떤 나무에 다른 나무의 열매를 열리게 하려고 애를 쓴다. 인간은 기후 · 환경 · 계절을 뒤섞어 놓기도 한다. 무엇 하나 자연이 만들어 놓은 상태 그대로 두지 않는다. 루소에 의하면, 자연 상태에서 인간은 필요한 만큼의 욕구가 충족되면 그 이상 아무것도 취하지 않았으며, 타인에게 해악을 끼치지도 않았다. 심지어 타인에게 도움을 주려는 본능적인 심성까지 지니고 있었다. 그러나 인지(認知)가 깨어나면서 인간의 욕망은 필요로 하는 것 이상으로 확대되었다. 이 이기적인 욕망 때문에 사유 재산 제도가 형성되고, 그 결과 불평등한 사회가 등장하게 되었다. 즉, 이기적 욕망으로 인해 인간은 타락하게 되었고, 사회는 인간 사이의 대립과 갈등으로 가득 차게 되었다. 이러한 인간과 사회의 병폐에 대한 처방을 내리기 위해 써진 것이 「에밀」로서, 그 처방은 한마디로 인간에게 잃어버린 자연을 되찾아 주는 것이다. 즉, 인간에게 자연 상태의 원초의 무구(無垢)함을 되돌려 주어, 선하고 자유롭고 행복하게 살 수 있는 사회를 만들게 하는 것이다. 루소는 이것이 교육을 통해서 가능하다고 보았다. 그 교육의 실체는 가공(架空)의 어린이 '에밀'이 루소가 기획한 교육 프로그램에 따라 이상적인 인간으로 성장해 가는 과정을 통해 엿볼 수 있다. 이 교육은 자연 상태의 인간이 본래의 천진무구함을 유지하면서 정신적 · 육체적으로 스스로를 도야해 가는 과정을 따르는 것을 원리로 삼는다. 그래서 지식은 실제 생활에 필요한 정도만 배우게 하고, 심신의 발달 과정에 따라 어린이가 직접 관찰하거나 자유롭게 능동적인 경험을 하도록 하는 것이다. 그럼으로써 자유로우면서도 정직과 미덕을 가진 도덕적 인간으로 성장해 나갈 수 있게 된다. 이것은 자연 상태의 인간을 중시하는 그의 인간관이 그대로 반영된 것이다. 루소의 자연으로 돌아가자는 주장은 공허한 외침으로 들리기도 한다. 루소가 말하는 자연으로 돌아가기에는 이미 인류의 역사가 너무 많이 진행되었기 때문이다. 그러나 인간이 본래 무구한 존재라고 본 그의 인간관과 인간 사이의 유대를 도모하고 평등을 실천할 수 있는 인간상을 추구했던 그의 이상은 인간을 탐욕의 노예로 몰고 가는 오늘날에 더욱 빛을 발한다.

① 루소는 성선설(性善說)에 동의한다.
② 인지(認知)는 인간의 욕망이 필요 이상의 것을 추구하지 않도록 제어한다.
③ 루소는 '에밀'을 통해 자신이 이상적으로 생각하는 교육 프로그램을 보여준다.
④ '에밀'에는 자연 상태를 중시하는 루소의 인간관이 반영되었다.
⑤ 화자는 현실을 비판적으로 인식하며 루소의 사상을 긍정적으로 평가한다.

9. 다음 글의 내용과 일치하지 않는 것은?

미국 코넬 대학교 심리학과 연구 팀은 1992년 하계 올림픽 중계권을 가졌던 엔비시(NBC)의 올림픽 중계 자료를 면밀히 분석했는데, 메달 수상자들이 경기 종료 순간에 어떤 표정을 짓는지 감정을 분석하는 연구였다.

연구 팀은 실험 관찰자들에게 23명의 은메달 수상자와 18명의 동메달 수상자의 얼굴 표정을 보고 경기가 끝나는 순간에 이들의 감정이 '비통'에 가까운지 '환희'에 가까운지 10점 만점으로 평정하게 했다. 또한 경기가 끝난 후, 시상식에서 선수들이 보이는 감정을 동일한 방법으로 평정하게 했다. 시상식에서 보이는 감정을 평정하기 위해 은메달 수상자 20명과 동메달 수상자 15명의 시상식 장면을 분석하게 했다.

분석 결과, 경기가 종료되고 메달 색깔이 결정되는 순간 동메달 수상자의 행복 점수는 10점 만점에 7.1로 나타났다. 비통보다는 환희에 더 가까운 점수였다. 그러나 은메달 수상자의 행복 점수는 고작 4.8로 평정되었다. 환희와 거리가 먼 감정 표현이었다. 객관적인 성취의 크기로 보자면 은메달 수상자가 동메달 수상자보다 더 큰 성취를 이룬 것이 분명하다. 그러나 은메달 수상자와 동메달 수상자가 주관적으로 경험한 성취의 크기는 이와 반대로 나왔다. 시상식에서도 이들의 감정 표현은 역전되지 않았다. 동메달 수상자의 행복 점수는 5.7이었지만 은메달 수상자는 4.3에 그쳤다.

왜 은메달 수상자가 3위인 동메달 수상자보다 결과를 더 만족스럽게 느끼지 못하는가? 이는 선수들이 자신이 거둔 객관적인 성취를 가상의 성취와 비교하여 주관적으로 해석했기 때문이다. 은메달 수상자들에게 그 가상의 성취는 당연히 금메달이었다.

최고 도달점인 금메달과 비교한 은메달의 주관적 성취의 크기는 선수 입장에서는 실망스러운 것이다.

반면 동메달 수상자들이 비교한 가상의 성취는 '노메달'이었다. 까딱 잘못했으면 4위에 그칠 뻔했기 때문에 동메달의 주관적 성취의 가치는 은메달의 행복 점수를 뛰어넘을 수밖에 없다.

① 연구 팀은 선수들의 표정을 통해 감정을 분석하였다.
② 연구 팀은 경기가 끝나는 순간과 시상식에서 선수들이 보이는 감정을 동일한 방법으로 평정하였다.
③ 경기가 끝나는 순간 동메달 수상자는 비통보다는 환희에 더 가까운 행복 점수를 보였다.
④ 동메달 수상자와 은메달 수상자가 주관적으로 경험한 성취의 크기는 동일하게 나타났다.
⑤ 은메달 수상자와 동메달 수상자의 가상의 성취는 달랐다.

10. 다음 글에 대한 평가로 가장 적절한 것은?

요즘에는 낯선 곳을 찾아갈 때, 지도를 해석하며 어렵게 길을 찾지 않아도 된다. 기술력의 발달에 따라, 제공되는 공간 정보를 바탕으로 최적의 경로를 탐색할 수 있게 되었기 때문이다. 이는 어떤 곳의 위치 좌표나 지리적 형상에 대한 정보뿐만 아니라 시간에 따른 공간의 변화를 포함한 공간 정보를 이용할 수 있게 되면서 가능해진 것이다. 이처럼, 공간 정보가 시간에 따른 변화를 반영할 수 있게 된 것은 정보를 수집하고 분석하는 정보 통신 기술의 발전과 밀접한 관련이 있다.

공간 정보의 활용은 '위치정보시스템(GPS)'과 '지리정보시스템(GIS)' 등의 기술적 발전과 휴대 전화나 태블릿 PC 등 정보 통신 기기의 보급을 기반으로 한다. 위치정보시스템은 공간에 대한 정보를 수집하고 지리정보시스템은 정보를 저장, 분류, 분석한다. 이렇게 분석된 정보는 사용자의 요구에 따라 휴대 전화나 태블릿 PC 등을 통해 최적화되어 전달된다.

길 찾기를 예로 들어 이 과정을 살펴보자. 휴대 전화 애플리케이션을 이용해 사용자가 가려는 목적지를 입력하고 이동 수단으로 버스를 선택하였다면, 우선 사용자의 현재 위치가 위치정보시스템에 의해 실시간으로 수집된다. 그리고 목적지와 이동 수단 등 사용자의 요구와 실시간으로 수집된 정보에 따라 지리정보시스템은 탑승할 버스 정류장의 위치, 다양한 버스 노선, 최단 시간 등을 분석하여 제공한다. 더 나아가 교통 정체와 같은 돌발 상황과 목적지에 이르는 경로의 주변 정보까지 분석하여 제공한다.

공간 정보의 활용 범위는 계속 확대되고 있다. 예를 들어, 여행지와 관련한 공간 정보는 여행자의 요구와 선호에 따라 선별적으로 분석되어 활용된다. 나아가 유동 인구를 고려한 상권 분석과 교통의 흐름을 고려한 도시 계획 수립에도 공간 정보 활용이 가능하게 되었다. 획기적으로 발전되고 있는 첨단 기술이 적용된 공간 정보가 국가 차원의 자연재해 예측 시스템에도 활발히 활용된다면 한층 정밀한 재해 예방 및 대비가 가능해질 것이다. 이로 인해 우리의 삶도 더 편리하고 안전해질 것으로 기대된다.

① 공간 정보 활용 범위의 확대 사례를 제시하여 내용을 타당성 있게 뒷받침하고 있다.
② 전문 기관의 자료를 바탕으로 공간 정보 활용에 대한 믿을 만한 근거를 제시하고 있다.
③ 위치 정보에 접근하는 방식의 차이점을 지역별로 비교하여 균형 있는 주장을 하고 있다.
④ 구체적 수치 자료를 근거로 하여 공간 정보 활용 비율을 신뢰성 있게 제시하고 있다.
⑤ 설문 조사 결과를 활용하여 공간 정보의 영향력에 대해 타당성 있는 주장을 하고 있다.

11. 다음 글에서 언급하지 않은 내용은?

독일의 학자 아스만(Asmann. A)은 장소가 기억의 주체, 기억의 버팀목이 될 수도 있고, 인간의 기억을 초월하는 의미를 제공할 수도 있다고 하였다. 그렇다면 하루가 다르게 변해 가는 오늘날의 삶에서 장소에 대한 기억이 우리에게 주는 의미는 무엇인가?

장소에 대한 기억에 대해 사람들은 다소 애매하면서도 암시적인 표현을 사용한다. 이는 사람들이 장소를 기억하는 것인지, 아니면 장소에 대한 기억, 곧 어떤 장소에 자리하고 있는 기억을 말하는 것인지 분명하지 않기 때문이다. 이에 대해 아스만은 전자를 '기억의 장소', 후자를 '장소의 기억'으로 구분한다. 그녀의 구분에 의하면 기억의 장소는 동일한 내용을 불러일으키는 것을 목적으로 하는 장소로, 내용을 체계적으로 저장하고 인출하기 위한 암기의 수단으로 쓰인다. 이와 달리 장소의 기억은 특정 장소와 결부되어 있는 기억이다. 사람들은 그들의 관점과 시각, 욕구에 따라 과거를 현재화하며, 기억하는 사람에 따라 다르게 장소의 기억을 형성한다.

오늘날의 사회에서는 시대의 변화로 인해 기억의 장소에서 시선을 옮겨 장소의 기억에 주목하고 있다. 기억의 장소의 경우, 넘쳐 나게 된 정보와 지식들로 인해 암기 차원의 기억은 정보 기술 분야에서 다룰 수 있으므로 그 기능을 잃게 되었다.

한편, 현대인의 삶이 파편화되고 공유된 장소가 개별화되면서 공동체가 공유하고 있는 정체성까지도 단절되고 있다. 마치 오랜 세월 동안 사람들의 일상 속에서 과거의 기억과 삶의 정취를 고스란히 담아 온 골목이 단순한 통로, 주차장, 혹은 사적 소유지로 변해 버린 것과 같다. 이러한 단절을 극복하고 공동의 정체성을 회복할 수 있는 방안으로 중요하게 기능하는 것이 장소의 기억이다. 장소의 기억은 특정 장소에 대하여 각자의 기억들을 공유한다. 그리고 여러 시대에 걸쳐 공유해 온 장소의 기억은 장소를 매개로 하여 다시 전승되어 가며 공동의 기억과 공동의 정체성을 형성해 나간다. 개별화된 지금의 장소가 다시 공유된 장소로 회복될 때 장소의 기억이 공유될 수 있다. 또 이를 통해 우리의 파편화된 삶은 다시 그 조각들을 맞추어 나갈 수 있게 될 것이다. 장소의 공유 안에서 단절되었던 공동체적 정체성도 전승되어 가는 것이다.

장소는 오래 전의 기억을 현재 시점으로 불러올 수 있는 중요한 수단이다. 이제는 시간의 흔적이 겹겹이 쌓인 장소의 기억에서 과거와의 유대를 활성화해 나갈 시점이다.

① '기억의 장소'의 특징
② '기억의 장소'의 구체적 사례
③ '장소의 기억'의 형성 과정
④ '장소의 기억'의 현대적 가치
⑤ '기억의 장소'와 '장소의 기억'의 차이점

▌12 ~ 13▐ 다음은 승강기의 검사와 관련된 안내문이다. 이를 보고 물음에 답하시오.

❑ 근거법령
「승강기시설 안전관리법」 제13조 및 제13조의2에 따라 승강기 관리주체는 규정된 기간 내에 승강기의 검사 또는 정밀안전검사를 받아야 합니다.

❑ 검사의 종류

종류	처리기한	내용
완성검사	15일	승강기 설치를 끝낸 경우에 실시하는 검사
정기검사	20일	검사유효기간이 끝난 이후에 계속하여 사용하려는 경우에 추가적으로 실시하는 검사
수시검사	15일	승강기를 교체·변경한 경우나 승강기에 사고가 발생하여 수리한 경우 또는 승강기 관리 주체가 요청하는 경우에 실시하는 검사
정밀안전검사	20일	설치 후 15년이 도래하거나 결함 원인이 불명확한 경우, 중대한 사고가 발생하거나 또는 그 밖에 행정안전부장관이 정한 경우

❑ 검사의 주기
승강기 정기검사의 검사주기는 1년이며, 정밀안전검사는 완성검사를 받은 날부터 15년이 지난 경우 최초 실시하며, 그 이후에는 3년마다 정기적으로 실시합니다.

❑ 적용범위
"승강기"란 건축물이나 고정된 시설물에 설치되어 일정한 경로에 따라 사람이나 화물을 승강장으로 옮기는 데에 사용되는 시설로서 엘리베이터, 에스컬레이터, 휠체어리프트 등 행정안전부령으로 정하는 것을 말합니다.

• 에스컬레이터

용도	종류	분류기준
승객 및 화물용	에스컬레이터	계단형의디딤판을 동력으로 오르내리게 한 것
	무빙워크	평면의 디딤판을 동력으로 이동시키게 한 것

• 휠체어리프트

용도	종류	분류기준
승객용	장애인용 경사형 리프트	장애인이 이용하기에 적합하게 제작된 것으로서 경사진 승강로를 따라 동력으로 오르내리게 한 것
	장애인용 수직형 리프트	장애인이 이용하기에 적합하게 제작된 것으로서 수직인 승강로를 따라 동력으로 오르내리게 한 것

• 엘리베이터

용도	종류	분류기준
승객용	승객용 엘리베이터	사람의 운송에 적합하게 제작된 엘리베이터
	침대용 엘리베이터	병원의 병상 운반에 적합하게 제작된 엘리베이터
	승객·화물용 엘리베이터	승객·화물겸용에 적합하게 제작된 엘리베이터
	비상용 엘리베이터	화재 시 소화 및 구조활동에 적합하게 제작된 엘리베이터
	피난용 엘리베이터	화재 등 재난 발생 시 피난활동에 적합하게 제작된 엘리베이터
	장애인용 엘리베이터	장애인이 이용하기에 적합하게 제작된 엘리베이터
	전망용 엘리베이터	엘리베이터 안에서 외부를 전망하기에 적합하게 제작된 엘리베이터
	소형 엘리베이터	단독주택의 거주자를 위한 승강행정이 12m 이하인 엘리베이터
화물용	화물용 엘리베이터	화물 운반 전용에 적합하게 제작된 엘리베이터
	덤웨이터	적재용량이 300kg 이하인 소형 화물 운반에 적합한 엘리베이터
	자동차용 엘리베이터	주차장의 자동차 운반에 적합하게 제작된 엘리베이터

□ 벌칙 및 과태료
• 벌칙 : 1년 이하의 징역 또는 1천만 원 이하의 벌금
• 과태료 : 500만 원 이하, 300만 원 이하

12. 다음에 제시된 상황에서 받아야 하는 승강기 검사의 종류가 잘못 연결된 것은?

① 1년 전 정기검사를 받은 승객용 엘리베이터를 계속해서 사용하려는 경우 → 정기검사

② 2층 건물을 4층으로 증축하면서 처음 소형 엘리베이터 설치를 끝낸 경우 → 완성검사

③ 에스컬레이터에 쓰레기가 끼이는 단순한 사고가 발생하여 수리한 경우 → 정밀안전검사

④ 7년 전 설치한 장애인용 경사형 리프트를 신형으로 교체한 경우 → 수시검사

⑤ 비상용 엘리베이터를 설치하고 15년이 지난 경우 → 정밀안전검사

13. ○○승강기 신입사원 A는 승강기 검사와 관련하여 고객의 질문을 받아 응대해 주는 과정에서 상사로부터 고객에게 잘못된 정보를 제공하였다는 지적을 받았다. A가 응대한 내용 중 가장 옳지 않은 것은?

① 고객 : 승강기 검사유효기간이 끝나가서 정기검사를 받으려고 합니다. 오늘 신청하면 언제쯤 검사를 받을 수 있나요?

A : 정기검사의 처리기한은 20일입니다. 오늘 신청하시면 20일 안에 검사를 받으실 수 있습니다.

② 고객 : 비상용 엘리베이터와 피난용 엘리베이터의 차이는 뭔가요?

A : 비상용 엘리베이터는 화재 시 소화 및 구조활동에 적합하게 제작된 엘리베이터를 말합니다. 이에 비해 피난용 엘리베이터는 화재 등 재난 발생 시 피난활동에 적합하게 제작된 엘리베이터입니다.

③ 고객 : 판매 전 자동차를 대놓는 주차장에 자동차 운반을 위한 엘리베이터를 설치하려고 합니다. 덤웨이터를 설치해도 괜찮을까요?

A : 덤웨이터는 적재용량이 300kg 이하인 소형 화물 운반에 적합한 엘리베이터입니다. 자동차 운반을 위해서는 자동차용 엘리베이터를 설치하시는 것이 좋습니다.

④ 고객 : 지난 2019년 1월에 마지막 정밀안전검사를 받았습니다. 승강기에 별 문제가 없다면, 다음 정밀안전검사는 언제 받아야 하나요?

A : 정밀안전검사는 최초 실시 후 3년마다 정기적으로 실시합니다. 2019년 1월에 정밀안전검사를 받으셨다면, 2022년 1월에 다음 정밀안전검사를 받으셔야 합니다.

⑤ 고객 : 고객들이 쇼핑카트나 유모차, 자전거 등을 가지고 층간 이동을 쉽게 할 수 있도록 에스컬레이터나 무빙워크를 설치하려고 합니다. 뭐가 더 괜찮을까요?

A : 말씀하신 상황에서는 무빙워크보다는 에스컬레이터 설치가 더 적합합니다.

14. 다음 내용을 논리적 흐름이 자연스럽도록 배열하면?

⑺ 왜냐하면 현대예술이 주목하는 것들 또한 인간과 세계의 또 다른 본질적인 부분이기 때문이다. 실제로 이런 가능성은 다양한 분야에서 실현되고 있다.

⑷ 오늘날에는 다양한 미감(美感)들이 공존하고 있다. 일상 세계에서는 '가벼운 미감'이 향유되는가 하면, 다른 한편에서는 전통예술과는 매우 다른 현대예술의 반미학적 미감 또한 넓게 표출되고 있다. 그러면 이들 사이의 관계를 어떻게 받아들일 것인가?

⑸ 오늘날 현대무용은 성립 시기에 배제했던 고전발레의 동작을 자기 속에 녹여 넣고 있으며, 현대음악도 전통적 리듬과 박자를 받아들여 풍성한 표현 형식을 얻고 있다.

⑷ 먼저 순수예술의 미감에 대해서 생각해 보자. 현대예술은 의식보다는 무의식, 필연보다는 우연, 균제보다는 파격을, 인위성보다는 자연성을 내세운다. 따라서 얼핏 보면 전통예술과 현대예술은 서로 대립하는 것처럼 보이지만, 이 둘은 겉보기와는 달리 상호 보완의 가능성을 품고 있다.

① ⑺ - ⑷ - ⑸ - ⑷
② ⑷ - ⑸ - ⑺ - ⑷
③ ⑷ - ⑷ - ⑺ - ⑸
④ ⑷ - ⑺ - ⑷ - ⑷
⑤ ⑷ - ⑸ - ⑺ - ⑷

15. 다음 글을 이해한 내용으로 적절하지 않은 것은?

변론술을 가르치는 프로타고라스(P)에게 에우아틀로스(E)가 제안하였다. "제가 처음으로 승소하면 그때 수강료를 내겠습니다." P는 이를 받아들였다. 그런데 E는 모든 과정을 수강하고 나서도 소송을 할 기미를 보이지 않았고 그러자 P가 E를 상대로 소송하였다. P는 주장하였다. "내가 승소하면 판결에 따라 수강료를 받게 되고, 내가 지면 자네는 계약에 따라 수강료를 내야 하네." E도 맞섰다. "제가 승소하면 수강료를 내지 않게 되고 제가 지더라도 계약에 따라 수강료를 내지 않아도 됩니다."

지금까지도 이 사례는 풀기 어려운 논리 난제로 거론된다. 다만 법률가들은 이를 해결할 수 있는 사안이라고 본다. 우선, 이 사례의 계약이 수강료 지급이라는 효과를, 실현되지 않은 사건에 의존하도록 하는 계약이라는 점을 살펴야 한다. 이처럼 일정한 효과의 발생이나 소멸에 제한을 덧붙이는 것을 '부관'이라 하는데, 여기에는 '기한'과 '조건'이 있다. 효과의 발생이나 소멸이 장래에 확실히 발생할 사실에 의존하도록 하는 것을 기한이라 한다. 반면 장래에 일어날 수도 있는 사실에 의존하도록 하는 것은 조건이다. 그리고 조건이 실현되었을 때 효과를 발생시키면 '정지 조건', 소멸시키면 '해제 조건'이라 부른다.

민사 소송에서 판결에 대하여 상소, 곧 항소나 상고가 그 기간 안에 제기되지 않아서 사안이 종결되거나, 그 사안에 대해 대법원에서 최종 판결이 선고되거나 하면, 이제 더 이상 그 일을 다툴 길이 없어진다. 이때 판결은 확정되었다고 한다. 확정 판결에 대하여는 '기판력(既判力)'이라는 것을 인정하는데 기판력이 있는 판결에 대해서는 더이상 같은 사안으로 소송에서 다툴 수 없다. 예를 들어, 계약서를 제시하지 못해 매매 사실을 입증하지 못하고 패소한 판결이 확정되면, 이후에 계약서를 발견하더라도 그 사안에 대하여는 다시 소송하지 못한다. 같은 사안에 대해 서로 모순되는 확정 판결이 존재하도록 할 수는 없는 것이다.

확정 판결 이후에 법률상의 새로운 사정이 생겼을 때는, 그것을 근거로 하여 다시 소송하는 것이 허용된다. 이 경우에는 전과 다른 사안의 소송이라 하여 이전 판결의 기판력이 미치지 않는다고 보는 것이다. 위에서 예로 들었던 계약서는 판결 이전에 작성된 것이어서 그 발견이 새로운 사정이라고 인정되지 않는다. 그러나 임대인이 임차인에게 집을 비워 달라고 하는 소송에서 임대차 기간이 남아 있다는 이유로 임대인이 패소한 판결이 확정된 후 시일이 흘러 계약 기간이 만료되면, 임대인은 집을 비워 달라는 소송을 다시 할 수 있다. 계약상의 기한이 지남으로써 임차인의 권리에 변화가 생겼기 때문이다.

이렇게 살펴본 바를 바탕으로 P와 E 사이의 분쟁을 해결하는 소송이 어떻게 전개될지 따져 보자. 이 사건에 대한 소송에서는 조건이 성취되지 않았다는 이유로 법원이 E에게 승소 판결을 내리면 된다. 그런데 이 판결 확정 이후에 P는 다시 소송을 할 수 있다. 조건이 실현되었기 때문이다. 따라서 이 두 번째 소송에서는 결국 P가 승소한다. 그리고 이때부터는 E가 다시 수강료에 관한 소송을 할 만한 사유가 없다. 이 분쟁은 두 차례의 판결을 거쳐 해결될 수 있는 것이다.

① 승소하면 그때 수강료를 내겠다고 할 때 승소는 수강료 지급 의무에 대한 기한이다.

② 기한과 조건은 모두 계약상의 효과를 장래의 사실에 의존하도록 한다는 점이 공통된다.

③ 계약에 해제 조건을 덧붙이면 그 조건이 실현되었을 때 계약상 유지되고 있는 효과를 소멸시킬 수 있다.

④ 판결이 선고되고 나서 상소 기간이 다 지나가도록 상소가 이루어지지 않으면 그 판결에는 기판력이 생긴다.

⑤ 기판력에는 법원이 판결로 확정한 사안에 대하여 이후에 법원 스스로 그와 모순된 판결을 내릴 수 없다는 전제가 깔려 있다.

16. 다음 글에서 추론할 수 있는 내용으로 적절하지 않은 것은?

'나비 박사'라고 불린 석주명은 20여 년 동안 75만 마리에 이르는 나비를 채집하여 연구하였다. 그는 연구 대상을 철저하게 조선의 나비로 한정하였다. 이러한 태도는 생물학의 국학성을 강조하려는 노력의 결과였고, 이후 그의 학문적 업적은 '조선적 생물학'으로 명명되었다.

석주명이 생각한 생물학은 조선의 연구자가 이 땅의 생물을 직접 연구하여 조선의 독특한 생물의 모습을 왜곡하지 않고 밝히는 것이었다. 이에 따라 석주명은 각 지역을 발로 누비면서, 풍부한 표본 조사에 근거한 나비 연구로 그 동안의 잘못된 선행 연구를 바로잡았다.

또한 석주명은 나비에 대한 연구를 생물학에 국한하지 않았다. 그의 나비에 대한 연구는 자연 과학을 넘어 인문학적 탐구까지 포괄하였다. 그가 보여 준 인문학적 탐구는 산과 들이 아닌 역사 속에 존재하는 나비에 대한 조사였다. 그는 1930년대 말부터 조선왕조실록이나 문집에서 나비에 대한 부분을 찾는 데에 관심을 기울인 결과, 나비 기사를 발굴하거나 19세기의 나비 화가 남계우를 소개하는 글을 여러 편 발표하였다.

석주명은 우리말에도 깊은 관심이 있었다. 일제 강점기에는 흔히 보는 일부 나비를 제외하고는 나비를 지칭하는 일본어 이름만 있고 우리말 이름은 없었다. 그래서 석주명은 우리나라 나비 200여 종에 대해 우리말 이름을 직접 짓거나 정리했다. '각시멧노랑나비', '떠들썩팔랑나비', '번개오색나비' 등에는 그의 우리말 감각과 재능이 많이 드러난다. 지금까지도 그가 지은 나비 이름이 많이 쓰이고 있다.

결국 석주명의 조선적 생물학은 단순히 나비 연구에 머물지 않았다. 나비를 매개로 우리 역사나 우리말과도 관련을 맺고 있었다. 그는 자신의 나비 연구가 자연 과학을 넘어 국학의 영역으로 자리매김하기를 원했다. 그는 우리나라의 나비 연구에 크게 기여했고, 국학적 성격이 짙은 생물학을 추구하여 자신의 연구에 민족적 가치를 더하였다.

석주명은 남들이 관심 갖지 않던 분야에 열정과 노력을 쏟아 우리나라 생물학의 위상을 한 단계 올렸다는 점에서 존경을 받았다. 또한 그가 자신의 오랜 연구 성과를 모아 집필한 「조선접류목록」은 이후 생물학을 공부하는 사람들에게 귀한 자료가 되었다.

① 조선의 나비에 대한 기존의 잘못된 연구 결과가 있었다.
② 석주명은 문헌을 통해 나비에 대하여 인문학적 탐구도 했다.
③ 조선 시대에도 나비에 대한 기록이나 그림이 있었다.
④ 석주명은 일본의 연구 성과를 이어받아 나비 이름을 지었다.
⑤ 석주명이 이룬 학문적 성과는 현재에도 영향을 미치고 있다.

| 17 ~ 18 | 다음 글을 읽고 물음에 답하시오.

광통신은 빛을 이용하기 때문에 정보의 전달은 매우 빠를 수 있지만, 광통신 케이블의 길이가 증가함에 따라 빛의 세기가 감소하기 때문에 원거리 통신의 경우 수신되는 광신호는 매우 약해질 수 있다. 빛은 광자의 흐름이므로 빛의 세기가 약하다는 것은 단위 시간당 수신기에 도달하는 광자의 수가 적다는 뜻이다. 따라서 광통신에서는 적어진 수의 광자를 검출하는 장치가 필수적이며, 약한 광신호를 측정이 가능한 크기의 전기 신호로 변환해 주는 반도체 소자로서 애벌랜치 광다이오드가 널리 사용되고 있다.

애벌랜치 광다이오드는 크게 흡수층, 애벌랜치 영역, 전극으로 구성되어 있다. 흡수층에 충분한 에너지를 가진 광자가 입사되면 전자(−)와 양공(+) 쌍이 생성될 수 있다. 이때 입사되는 광자 수 대비 생성되는 전자−양공 쌍의 개수를 양자 효율이라 부른다. 소자의 특성과 입사광의 파장에 따라 결정되는 양자 효율은 애벌랜치 광다이오드의 성능에 영향을 미치는 중요한 요소 중 하나이다.

흡수층에서 생성된 전자와 양공은 각각 양의 전극과 음의 전극으로 이동하며, 이 과정에서 전자는 애벌랜치 영역을 지나게 된다. 이곳에는 소자의 전극에 걸린 역방향 전압으로 인해 강한 전기장이 존재하는데, 이 전기장은 역방향 전압이 클수록 커진다. 이 영역에서 전자는 강한 전기장 때문에 급격히 가속되어 큰 속도를 갖게 된다. 이후 충분한 속도를 얻게 된 전자는 애벌랜치 영역의 반도체 물질을 구성하는 원자들과 충돌하여 속도가 줄어들며 새로운 전자−양공 쌍을 만드는데, 이 현상을 충돌 이온화라 부른다. 새롭게 생성된 전자와 기존의 전자가 같은 원리로 전극에 도달할 때까지 애벌랜치 영역에서 다시 가속되어 충돌 이온화를 반복적으로 일으킨다. 그 결과 전자의 수가 크게 늘어나는 것을 '애벌랜치 증배'라고 부르며 전자의 수가 늘어나는 정도, 즉 애벌랜치 영역으로 유입된 전자당 전극으로 방출되는 전자의 수를 증배 계수라고 한다. 증배 계수는 애벌랜치 영역의 전기장의 크기가 클수록, 작동 온도가 낮을수록 커진다. 전류의 크기는 단위 시간당 흐르는 전자의 수에 비례한다. 이러한 일련의 과정을 거쳐 광신호의 세기는 전류의 크기로 변환된다.

한편 애벌랜치 광다이오드는 흡수층과 애벌랜치 영역을 구성하는 반도체 물질에 따라 검출이 가능한 빛의 파장 대역이 다르다. 예를 들어 실리콘은 300 ~ 1,100nm, 저마늄은 800 ~ 1,600nm 파장 대역의 빛을 검출하는 것이 가능하다. 현재 다양한 사용자의 요구와 필요를 만족시키기 위해 여러 종류의 애벌랜치 광다이오드가 제작되어 사용되고 있다.

17. 제시문의 내용과 일치하는 것은?

① 애벌랜치 광다이오드의 흡수층에서 생성된 양공은 애벌랜치 영역을 통과하여 양의 전극으로 이동한다.

② 저마늄을 사용하여 만든 애벌랜치 광다이오드는 100nm 파장의 빛을 검출할 때 사용 가능하다.

③ 입사된 광자의 수가 크게 늘어나는 과정은 애벌랜치 광다이오드의 작동에 필수적이다.

④ 애벌랜치 광다이오드의 흡수층에서 전자 – 양공 쌍이 발생하려면 광자가 입사되어야 한다.

⑤ 애벌랜치 광다이오드는 전기 신호를 광신호로 변환해 준다.

18. 밑줄 친 '애벌랜치 영역'에 대한 이해로 적절하지 않은 것은?

① 흡수층에서 '애벌랜치 영역'으로 들어오는 전자의 수가 늘어나면 충돌 이온화의 발생 횟수가 증가한다.

② '애벌랜치 영역'에서 충돌 이온화가 많이 일어날수록 전극에서 측정되는 전류가 증가한다.

③ '애벌랜치 영역'에 유입된 전자가 생성하는 전자 – 양공 쌍의 수는 양자 효율을 결정한다.

④ '애벌랜치 영역'에 형성된 강한 전기장은 충돌 이온화가 일어나는 데 필수적이다.

⑤ '애벌랜치 영역'에서 전자는 역방향 전압의 작용으로 속도가 증가한다.

19. 다음과 같이 작성된 건강검진 안내문을 참고할 때, 경리부 홍 대리가 직원들에게 안내하게 될 말로 적절하지 않은 것은 어느 것인가?

〈건강검진 실시안내〉

가. 실시예정일 : 2021년 10월 14일

나. 시간 : 오전 9시부터

다. 주의사항

• 검진 전날 저녁 9시 이후부터는 금식하여야 하며 커피, 담배, 껌, 우유, 물 등을 삼가주시기 바랍니다.

• 여성의 경우 생리 중에는 검진을 피하십시오.

라. 검진대상자 제출자료 : 검진대상자는 사전에 배부해 드린 '건강검진표', '구강검사표', '문진표'를 작성하시고, 기재된 인적사항이 사실과 상이할 경우 정정하시어 검사 3일 전까지 경리부로 제출 바랍니다.

마. 검진항목 안내

• 기초검사 : 신장, 체중, 시력, 청력, 혈압, 비만도 등 검사

• 혈액검사 : 당뇨, 당지혈증, 신장질환 등 검사

• 소변검사 : 당뇨, 신장질환 등 검사

• 구강검사 : 우식증, 결손치, 치주질환

• 심전도검사 : 심장질환 등 검사

• 흉부 방사선검사 : 폐결핵 및 기타 흉부질환 등 검사

• 부인과 검사 : 자궁경부암 등 검사(여성만 실시)

바. 별도검진 : 별도의 검진기관을 이용하여 검진 받으시는 분은 담당자에게 실시기관 문의 후 검진기관과 사전에 검진 시간을 협의하시기 바랍니다. 또한 별도 검진일에 검진을 원하시는 분 역시 경리부 담당자와 검진일을 협의하시기 바랍니다.

※ 담당자 : 경리부 대리 강덕배(내선 1234)

---

① "검진 전날 밤엔 물을 마시는 것도 삼가야 합니다."

② "생리 중인 여성은 경리부 담당자와 별도 검진일을 협의하셔야 합니다."

③ "검진 전 제출 자료를 모두 기재하여 경리부에 제출하셔야 합니다."

④ "별도의 검진기관을 이용할 경우, 사후 모든 사항을 경리부에 보고하셔야 합니다."

⑤ "다른 검사와 달리 구강검사는 별도의 검사표가 있습니다."

20. 다음은 T전자회사가 기획하고 있는 '전자제품 브랜드 인지도에 관한 설문조사'를 위하여 작성한 설문지의 표지 글이다. 다음 표지 글을 참고할 때, 설문조사의 항목에 포함되기에 가장 적절하지 않은 것은?

[전자제품 브랜드 인지도에 관한 설문조사]

안녕하세요? T전자회사 홍보팀입니다.

저희 T전자에서는 고객들에게 보다 나은 제품을 제공하기 위하여 전자제품 브랜드 인지도에 대한 고객 분들의 의견을 청취하고자 합니다. 전자제품 브랜드에 대한 여러분의 의견을 수렴하여 더 좋은 제품과 서비스를 공급하고자 하는 것이 이 설문조사의 목적입니다. 바쁘시더라도 잠시 시간을 내어 본 설문조사에 응해주시면 감사하겠습니다. 응답해 주신 사항에 대한 철저한 비밀 보장을 약속드립니다. 감사합니다.

T전자회사 홍보팀 담당자 홍길동
전화번호 : 1588-0000

---

① 귀하는 T전자회사의 브랜드인 'Think-U'를 알고 계십니까?
ㄱ 예   ㄴ 아니오

② 귀하가 주로 이용하는 전자제품은 어느 회사 제품입니까?
ㄱ T전자회사
ㄴ R전자회사
ㄷ M전자회사
ㄹ 기타(   )

③ 귀하에게 전자제품 브랜드 선택에 가장 큰 영향을 미치는 요인은 무엇입니까?
ㄱ 광고
ㄴ 지인 추천
ㄷ 기존 사용 제품
ㄹ 기타 (   )

④ 귀하가 일상생활에 가장 필수적이라고 생각하시는 전자제품은 무엇입니까?
ㄱ TV   ㄴ 통신기기   ㄷ 청소용품   ㄹ 주방용품

⑤ 귀하는 전자제품의 품목별 브랜드를 달리 선택하는 편입니까?
ㄱ 예   ㄴ 아니오

---

21. 다음 〈휴양림 요금규정〉과 〈조건〉에 근거할 때, 〈상황〉에서 甲, 乙, 丙일행이 각각 지불한 총요금 중 가장 큰 금액과 가장 작은 금액의 차이는?

〈휴양림 요금규정〉

• 휴양림 입장료(1인당 1일 기준)

구분	요금(원)	입장료 면제
어른	1,000	• 동절기(12월 ~ 3월) • 다자녀 가정
청소년 (만 13세 이상 ~ 19세 미만)	600	
어린이(만 13세 미만)	300	

※ '다자녀 가정'은 만 19세 미만의 자녀가 3인 이상 있는 가족을 말한다.

• 야영시설 및 숙박시설(시설당 1일 기준)

구분		요금(원)		비고
		성수기 (7 ~ 8월)	비수기 (성수기 외)	
야영시설 (10인 이내)	황토데크 (개)	10,000		휴양림 입장료 별도
	캐빈(동)	30,000		
숙박시설	3인용(실)	45,000	24,000	휴양림 입장료 면제
	5인용(실)	85,000	46,000	

※ 일행 중 '장애인'이 있거나 '다자녀 가정'인 경우 비수기에 한해 야영시설 및 숙박시설 요금의 50%를 할인한다.

〈조건〉

• 총요금 = (휴양림 입장료) + (야영시설 또는 숙박시설 요금)
• 휴양림 입장료는 머문 일수만큼, 야영시설 및 숙박시설 요금은 숙박 일수만큼 계산함. (예 : 2박 3일의 경우 머문 일수는 3일, 숙박 일수는 2일)

〈상황〉

• 甲(만 45세)은 아내(만 45세), 자녀 3명(각각 만 17세, 15세, 10세)과 함께 휴양림에 7월 중 3박 4일간 머물렀다. 甲일행은 5인용 숙박시설 1실을 이용하였다.
• 乙(만 25세)은 어머니(만 55세, 장애인), 아버지(만 58세)를 모시고 휴양림에서 12월 중 6박 7일간 머물렀다. 乙일행은 캐빈 1동을 이용하였다.
• 丙(만 21세)은 동갑인 친구 3명과 함께 휴양림에서 10월 중 9박 10일 동안 머물렀다. 丙일행은 황토데크 1개를 이용하였다.

① 40,000원   ② 114,000원
③ 125,000원   ④ 165,000원
⑤ 190,000원

| 22 ~ 23 | 다음 자료를 읽고 이어지는 물음에 답하시오.

증여세는 타인으로부터 무상으로 재산을 취득하는 경우, 취득자에게 무상으로 받은 재산가액을 기준으로 하여 부과하는 세금이다. 특히, 증여세 과세대상은 민법상 증여뿐만 아니라 거래의 명칭, 형식, 목적 등에 불구하고 경제적 실질이 무상 이전인 경우 모두 해당된다. 증여세는 증여받은 재산의 가액에서 증여재산 공제를 하고 나머지 금액(과세표준)에 세율을 곱하여 계산한다.

> 증여재산 − 증여재산공제액 = 과세표준
> 과세표준 × 세율 = 산출세액

증여가 친족 간에 이루어진 경우 증여받은 재산의 가액에서 다음의 금액을 공제한다.

증여자	공제금액
배우자	6억 원
직계존속	5천만 원
직계비속	5천만 원
기타친족	1천만 원

수증자를 기준으로 당해 증여 전 10년 이내에 공제받은 금액과 해당 증여에서 공제받을 금액의 합계액은 위의 공제금액을 한도로 한다.

또한, 증여받은 재산의 가액은 증여 당시의 시가로 평가되며, 다음의 세율을 적용하여 산출세액을 계산하게 된다.

〈증여세 세율〉

과세표준	세율	누진공제액
1억 원 이하	10%	−
1억 원 초과~5억 원 이하	20%	1천만 원
5억 원 초과~10억 원 이하	30%	6천만 원
10억 원 초과~30억 원 이하	40%	1억 6천만 원
30억 원 초과	50%	4억 6천만 원

※ 증여세 자진신고 시 산출세액의 7% 공제한다.

22. 위의 증여세 관련 자료를 참고할 때, 다음 〈보기〉와 같은 세 가지 경우에 해당하는 증여재산 공제액의 합은 얼마인가?

〈보기〉
· 아버지로부터 여러 번에 걸쳐 1천만 원 이상 재산을 증여받은 경우
· 성인 아들이 아버지와 어머니로부터 각각 1천만 원 이상 재산을 증여받은 경우
· 아버지와 삼촌으로부터 1천만 원 이상 재산을 증여받은 경우

① 5천만 원　　　　② 6천만 원
③ 1억 원　　　　　④ 1억 5천만 원
⑤ 1억 6천만 원

23. 성년인 김부자 씨는 아버지로부터 1억 7천만 원의 현금을 증여받게 되어, 증여세 납부 고지서를 받기 전 스스로 증여세를 납부하고자 세무사를 찾아 갔다. 세무사가 계산해 준 김부자 씨의 증여세 납부액은 얼마인가?

① 1,400만 원
② 1,302만 원
③ 1,280만 원
④ 1,255만 원
⑤ 1,205만 원

24. 다음은 부서별 성과급 지급 기준이다. 에너지 사업부의 성과평가결과가 아래와 같다면 지급되는 성과급의 1년 총액은 얼마인가?

〈성과급 지급 방법〉
가. 성과급 지급은 성과평가 결과와 연계함
나. 성과평가는 유용성, 안전성, 서비스 만족도의 총합으로 평가함
　※ 단, 유용성, 안전성, 서비스 만족도의 가중치를 각각 0.4, 0.4, 0.2로 부여함
다. 성과평가 결과를 활용한 성과급 지급 기준

성과평가 점수	성과평가 등급	분기별 성과급 지급액	비고
9.0 이상	A	100만 원	성과평가 등급이 A이면 직전분기 차감액의 50%를 가산하여 지급
8.0 이상 9.0 미만	B	90만 원(10만 원 차감)	
7.0 이상 8.0 미만	C	80만 원(20만 원 차감)	
7.0 미만	D	40만 원(60만 원 차감)	

구분	1/4 분기	2/4 분기	3/4 분기	4/4 분기
유용성	8	8	10	8
안전성	8	6	8	8
서비스 만족도	6	8	10	8

① 350만 원
② 360만 원
③ 370만 원
④ 380만 원
⑤ 390만 원

25. 다음은 열흘간의 아르바이트 현황이다. 맡은 바 업무의 난이도에 따른 기본 책정 보수와 추가 근무, 지각 등의 근무 현황이 다음과 같을 경우, 열흘 뒤 지급받는 총 보수액이 가장 많은 사람과 가장 적은 사람의 차이는 얼마인가?

〈근무 현황〉

구분	추가수업(시간)	기본 책정 보수	지각횟수(회)
갑	평일3, 주말3	50만 원	3
을	평일1, 주말3	60만 원	3
병	평일2, 주말2	60만 원	3
정	평일5, 주말1	65만 원	4

※ 평일 기본 시급은 10,000원이다.
※ 추가 수업은 기본 시급의 1.5배이며 주말 추가수업은 기본 시급의 2배이다.
※ 지각은 1회에 15,000원씩 삭감한다.

① 55,000
② 60,000
③ 75,000
④ 110,000
⑤ 125,000

26. 다음 자료를 통해 알 수 있는 사항을 바르게 설명하지 못한 것은 어느 것인가?

〈기업규모별 매출, 영업이익〉
(단위 : 조 원)

〈기업 및 종사자 현황〉
(단위 : 개, 만 명)

구분	대기업	중견기업	중소기업
기업 수	2,191(0.3%)	3,969(0.6%)	660,003 (99.1%)
종사자 수	204.7(20.4%)	125.2(12.5%)	675.3(67.1%)

① 1개 기업당 매출액과 영업이익 실적은 대기업에 속한 기업이 가장 우수하다.
② 기업규모별 매출액 대비 영업이익률은 대기업, 중견기업, 중소기업 순으로 높다.

③ 전체 기업 수의 약 99%에 해당하는 기업이 전체 매출액의 40% 이상을 차지한다.
④ 전체 기업 수의 약 1%에 해당하는 기업이 전체 영업이익의 70% 이상을 차지한다.
⑤ 1개 기업 당 종사자 수는 대기업이 중견기업의 3배에 육박한다.

27. A생산라인을 먼저 32시간 가동한 후, B생산라인까지 두 생산라인을 모두 가동하여 최종 10,000개의 정상제품을 납품하였다면 두 생산라인을 모두 가동한 시간은 얼마인가?

〈생산성 조건〉
• 불량률 체크 전 단계의 시제품 100개를 만드는 데 A생산라인만을 이용할 때는 4시간, B생산라인만을 이용할 때는 2시간이 걸린다.
• 두 라인을 동시에 가동하면 시간당 정상제품 생산량이 각각 20%씩 상승한다.

① 105시간
② 110시간
③ 115시간
④ 120시간
⑤ 125시간

28. 다음의 자료를 보고 바르게 해석한 것을 모두 고르면?

〈2020년 국내 A지역, B지역의 기온과 전력사용량〉

※ 평일 일 평균 기준

〈A지역〉

〈B지역〉

〈국내 경제성장률과 전력소비량 증가율〉

― 경제성장률 ······ 전력소비량 증가율

㉠ 평일 일 평균 전력사용량은 계절과 관계없이 B지역이 A 지역보다 항상 많을 것이다.

㉡ A지역은 여름과 겨울에 전력사용량이 증가하는 것으로 보아 주택용보다 산업용 전력사용량 비중이 높을 것이다.

㉢ 경제 성장에 따른 최대 전력 수요 증가가 예상될 경우, 발전 설비 확충 등을 통해 전력 공급 능력을 향상시켜야 한다.

㉣ 공급 능력이 8,000만kW, 최대 전력 수요가 7,200만kW 라면 공급예비율이 10% 이하로 유지되도록 대책을 마련해야 한다.

① ㉠㉡
② ㉠㉢
③ ㉡㉢
④ ㉡㉣
⑤ ㉢㉣

29. 다음은 ○○손해보험에서 화재손해 발생 시 지급 보험금 산정방법과 피보험물건(A ~ E)의 보험금액 및 보험가액을 나타낸 자료이다. 화재로 입은 손해액이 A ~ E 모두 6천만 원으로 동일할 때, 지급 보험금이 많은 것부터 순서대로 나열하면?

〈표1〉 지급 보험금 산정방법

피보험물건 유형	조건	지급 보험금
일반물건, 창고물건, 주택	보험금액 ≥ 보험가액의 80%	손해액 전액
	보험금액 < 보험가액의 80%	손해액 × $\dfrac{\text{보험금액}}{\text{보험가액의 80\%}}$
공장물건, 동산	보험금액 ≥ 보험가액	손해액 전액
	보험금액 < 보험가액	손해액 × $\dfrac{\text{보험금액}}{\text{보험가액}}$

1) 보험금액 : 보험사고가 발생한 때에 보험회사가 피보험자에게 지급해야 하는 금액의 최고한도

2) 보험가액 : 보험사고가 발생한 때에 피보험자에게 발생 가능한 손해액의 최고한도

〈표2〉 피보험물건의 보험금액 및 보험가액

피보험물건	피보험물건 유형	보험금액	보험가액
A	주택	9천만 원	1억 원
B	일반물건	6천만 원	8천만 원
C	창고물건	7천만 원	1억 원
D	공장물건	9천만 원	1억 원
E	동산	6천만 원	7천만 원

① A ‒ B ‒ D ‒ C ‒ E
② A ‒ D ‒ B ‒ E ‒ C
③ B ‒ A ‒ C ‒ D ‒ E
④ B ‒ D ‒ A ‒ C ‒ E
⑤ D ‒ B ‒ A ‒ E ‒ C

30. 다음 〈표〉는 주식매매 수수료율과 증권거래세율에 대한 자료이다. 주식매매 수수료는 주식 매도 시 매도자에게, 매수 시 매수자에게 부과되며 증권거래세는 주식 매도 시에만 매도자에게 부과된다고 할 때, 이에 대한 〈보기〉의 설명 중 옳은 것을 모두 고르면?

〈표1〉 주식매매 수수료율과 증권거래세율

(단위 : %)

연도\구분	2008	2011	2014	2017	2020
주식매매 수수료율	0.1949	0.1805	0.1655	0.1206	0.0993
유관기관 수수료율	0.0109	0.0109	0.0093	0.0075	0.0054
증권사 수수료율	0.1840	0.1696	0.1562	0.1131	0.0939
증권거래세율	0.3	0.3	0.3	0.3	0.3

〈표2〉 유관기관별 주식매매 수수료율

(단위 : %)

연도\유관기관	2008	2011	2014	2017	2020
한국거래소	0.0065	0.0065	0.0058	0.0045	0.0032
예탁결제원	0.0032	0.0032	0.0024	0.0022	0.0014
금융투자협회	0.0012	0.0012	0.0011	0.0008	0.0008
합계	0.0109	0.0109	0.0093	0.0075	0.0054

※ 주식거래 비용 = 주식매매 수수료 + 증권거래세
※ 주식매매 수수료 = 주식매매 대금 × 주식매매 수수료율
※ 증권거래세 = 주식매매 대금 × 증권거래세율

〈보기〉

㉠ 2008년에 '甲'이 주식을 매수한 뒤 같은 해에 동일한 가격으로 전량 매도했을 경우, 매수 시 주식거래 비용과 매도 시 주식거래 비용의 합에서 증권사 수수료가 차지하는 비중은 50%를 넘지 않는다.
㉡ 2014년에 '甲'이 1,000만 원 어치의 주식을 매수할 때 '갑'에게 부과되는 주식매매 수수료는 16,550원이다.
㉢ 모든 유관기관은 2020년 수수료율을 2017년보다 10% 이상 인하하였다.
㉣ 2020년에 '甲'이 주식을 매도할 때 '甲'에게 부과되는 주식거래 비용에서 유관기관 수수료가 차지하는 비중은 2% 이하이다.

① ㉠㉡
② ㉠㉢
③ ㉡㉢
④ ㉡㉣
⑤ ㉢㉣

31. 다음에 제시된 명제들이 모두 참일 경우, 이 조건들에 따라 내릴 수 있는 결론으로 적절한 것은?

㉠ 인사팀을 좋아하지 않는 사람은 생산팀을 좋아한다.
㉡ 기술팀을 좋아하지 않는 사람은 홍보팀을 좋아하지 않는다.
㉢ 인사팀을 좋아하는 사람은 비서실을 좋아하지 않는다.
㉣ 비서실을 좋아하지 않는 사람은 홍보팀을 좋아한다.

① 홍보팀을 싫어하는 사람은 인사팀을 좋아한다.
② 비서실을 싫어하는 사람은 생산팀도 싫어한다.
③ 기술팀을 싫어하는 사람은 생산팀도 싫어한다.
④ 생산팀을 좋아하는 사람은 기술팀을 싫어한다.
⑤ 생산팀을 좋아하지 않는 사람은 기술팀을 좋아한다.

32. 조향사인 수호는 여러 가지 향기 시료를 조합하여 신상품을 개발하고 있다. 다음을 근거로 판단할 때, 수호가 시료 조합을 통해 만들 수 있는 향기로 옳지 않은 것은?

• 수호는 현재 딸기향, 바다향, 바닐라향, 파우더향, 커피향 시료를 10㎖씩 가지고 있다.
• 시료는 한 번 조합할 때 10㎖를 사용하며, 이미 조합한 시료를 다시 조합할 수 있다.
• 시료는 2개씩만 조합할 수 있고, 서로 다른 향기의 시료를 조합하면 다음과 같이 향이 변한다.
 - 딸기향 시료와 바다향 시료를 조합하면, 모두 숲속향 시료가 된다.
 - 딸기향 시료와 바닐라향 시료를 조합하면 두 층으로 분리되며 각각 딸기향 시료와 베리향 시료가 된다.
 - 바다향 시료와 바닐라향 시료를 조합하면 두 층으로 분리되며 각각 바다향 시료와 나무향 시료가 된다.
 - 파우더향 시료를 다른 향기의 시료와 조합하면, 모두 그 다른 향기의 시료가 된다.
 - 커피향 시료를 다른 향기의 시료와 조합하면, 모두 커피향 시료가 된다.

① 딸기향 10㎖, 바다향 10㎖, 숲속향 20㎖, 커피향 10㎖
② 베리향 10㎖, 바다향 10㎖, 바닐라향 10㎖, 커피향 20㎖
③ 딸기향 10㎖, 베리향 10㎖, 바다향 20㎖, 커피향 10㎖
④ 숲속향 30㎖, 나무향 10㎖, 커피향 10㎖
⑤ 딸기향 20㎖, 나무향 10㎖, 커피향 20㎖

33. 다음 표는 다음 표는 A, B, C, D 4명의 성별, 연차, 취미, 좋아하는 업무를 조사하여 나타낸 표이다. 이를 근거로 아래 〈조건〉에 맞도록 TF팀을 구성하려고 한다. 다음 중 함께 TF팀이 구성될 수 있는 경우는 어느 것인가?

이름	성별	연차	취미	좋아하는 업무
A	남자	10년차	수영	회계
B	남자	2년차	기타(Guitar)	수출
C	여자	7년차	농구	외환
D	여자	3년차	피아노	물류

〈조건〉
㉠ 취미가 운동인 직원은 반드시 수출을 좋아하는 직원과 TF팀을 구성한다.
㉡ 짝수 연차 직원은 홀수 인원으로 TF팀을 구성할 수 없다.
㉢ 남직원만으로는 TF팀을 구성할 수 없다.

① A, B
② B, C
③ C, D
③ A, B, C
④ A, C, D

▌34 ～ 35▐ 다음은 K지역의 지역방송 채널 편성정보이다. 다음을 보고 이어지는 물음에 답하시오.

〈지역방송 채널 편성 규칙〉

• K시의 지역방송 채널은 채널1, 채널2, 채널3, 채널4 네 개이다.
• 오후 7시부터 12시까지는 다음을 제외한 모든 프로그램이 1시간 단위로만 방송된다.

시사정치	기획물	예능	영화 이야기	지역 홍보물
최소 2시간 이상	1시간 30분	40분	30분	20분

• 모든 채널은 오후 7시부터 12시까지 뉴스 프로그램이 반드시 포함되어 있다.

〈오후 7시 ～ 12시 프로그램 편성 내용〉
• 채널1은 3개 프로그램이 방송되었으며, 9시 30분부터 시사정치를 방송하였다.
• 채널2는 시사정치와 지역 홍보물 방송이 없었으며, 기획물, 예능, 영화 이야기가 방송되었다.
• 채널3은 6시부터 시작한 시사정치 방송이 9시에 끝났으며, 바로 이어서 뉴스가 방송되었고 기획물도 방송되었다.
• 채널4에서는 예능 프로그램이 연속 2회 편성되었고, 예능을 포함한 4종류의 프로그램이 방송되었다.

34. 다음 중 위의 자료를 참고할 때, 오후 7시 ～ 12시까지의 방송 프로그램에 대하여 바르게 설명하지 못한 것은? (단, 프로그램의 중간에 광고방송 시간은 고려하지 않는다.)

① 채널1에서 기획물이 방송되었다면 예능은 방송되지 않았다.
② 채널2는 정확히 12시에 프로그램이 끝나며 새로 시작되는 프로그램이 있을 수 없다.
③ 채널3에서 영화 이야기가 방송되었다면, 정확히 12시에 어떤 프로그램이 끝나게 된다.
④ 채널4에서 예능 프로그램이 연속 2회 방송되기 위해서는 반드시 뉴스보다 먼저 방송되어야 한다.
⑤ 채널4에서 영화 이야기가 방송되었다면 시사정치도 방송되었다.

35. 다음 중 각 채널별로 정각 12시에 방송하던 프로그램을 마치기 위한 방법을 설명한 것으로 옳지 않은 것은? (단, 프로그램의 중간에 광고방송 시간은 고려하지 않는다.)

① 채널1에서 기획물을 방송한다면 시사정치를 2시간 반만 방송한다.

② 채널2에서 지역 홍보물 프로그램을 추가한다.

③ 채널3에서 영화 이야기 프로그램을 추가한다.

④ 채널4에서 시사정치를 적어도 11시 반까지는 방송한다.

⑤ 채널2에서 영화 이야기 프로그램 편성을 취소한다.

36. 다음은 L사의 사내 전화번호부 사용법과 일부 직원들의 전화번호이다. 신입사원인 A씨가 다음 내용을 보고 판단한 것으로 적절하지 않은 것은 어느 것인가?

> • 일반 전화걸기 : 회사 외부로 전화를 거는 경우 수화기를 들고 9번을 누른 후 지역번호부터 누른다.
> • 타 직원에게 전화 돌려주기 : 수화기를 들고 # 버튼을 누른 후 원하는 직원의 내선번호를 누른다.
> • 직원 간 내선통화 : 수화기를 들고 직원의 내선번호를 누른다.
> • 전화 당겨 받기 : 수화기를 들고 * 버튼을 두 번 누른다.
> • 통화대기 : 통화 도중 통화대기 버튼을 누르고 수화기를 내린다. 다시 통화하려면 수화기를 들고 통화대기 버튼을 누른다.
>
> | 부서 | 이름 | 내선번호 | 부서 | 이름 | 내선번호 |
> |---|---|---|---|---|---|
> | 기획팀 | 신 과장 | 410 | 총무팀 | 김 과장 | 704 |
> | | 최 대리 | 413 | 영업1팀 | 신 대리 | 513 |
> | 인사팀 | 김 사원 | 305 | | 오 사원 | 515 |
> | | 백 대리 | 307 | 영업2팀 | 이 대리 | 105 |
> | 마케팅팀 | 이 부장 | 201 | | 정 과장 | 103 |

① 내선번호에는 조직의 편제에 따른 구분이 감안되어 있다.

② 통화 중인 이 부장과의 통화를 위해 대기 중이던 김 과장은 이 부장의 통화가 끝나면 수화기를 들고 201을 눌러야 한다.

③ 신 대리에게 걸려 온 전화를 오 사원이 당겨 받으려면 신 대리의 내선번호를 누르지 않아도 된다.

④ 최 대리가 이 대리에게 전화를 연결해 주려면 반드시 105번을 눌러야 한다.

⑤ 통화 중이던 백 대리가 # 버튼을 누르게 되면 상대방은 아직 통화가 끝나지 않은 것이다.

37. A커피에 근무하는 甲은 신규 매장 오픈을 위한 위치 선정을 하고 있다. 다음은 기존 매장의 위치를 표시한 것으로 아래의 조건에 따라 신규 매장 위치를 선정한다고 할 때, ⓐ ~ ⓔ 중 신규 매장이 위치할 수 없는 곳은 어디인가?

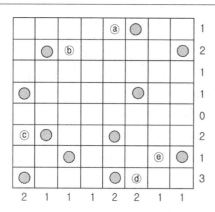

> • 신규 매장은 바로 인접한 하나의 기존 매장으로부터 재료를 반드시 공급받아야 하고, 대각선 방향의 기존 매장은 이용할 수 없다.
> • 기존 매장 하나는 하나의 신규 매장에만 재료를 공급할 수 있으며, 두 개의 신규 매장은 인접해서 위치하지 않고 대각선으로도 놓여있지 않다.
> • 그림 밖의 숫자는 가로, 세로 줄에 위치할 신규 매장 수이다.

① ⓐ   ② ⓑ

③ ⓒ   ④ ⓓ

⑤ ⓔ

|38~39| 다음 설명을 읽고 A화장품 기업의 가장 적절한 전략을 고르면?

SWOT분석이란 기업의 환경 분석을 통해 마케팅 전략을 수립하는 기법이다. 조직 내부 환경으로는 조직이 우위를 점할 수 있는 강점(Strength), 조직의 효과적인 성과를 방해하는 자원·기술·능력 면에서의 약점(Weakness), 조직 외부 환경으로는 조직 활동에 이점을 주는 기회(Opportunity), 조직 활동에 불이익을 미치는 위협(Threat)으로 구분된다.

※ SWOT분석에 의한 마케팅 전략
　㉠ SO전략(강점-기회전략) : 시장의 기회를 활용하기 위해 강점을 사용하는 전략
　㉡ ST전략(강점-위협전략) : 시장의 위협을 회피하기 위해 강점을 사용하는 전략
　㉢ WO전략(약점-기회전략) : 약점을 극복함으로 시장의 기회를 활용하려는 전략
　㉣ WT전략(약점-위협전략) : 시장의 위협을 회피하고 약점을 최소화하는 전략

38. 다음은 A화장품 기업의 SWOT분석이다. 가장 적절한 전략은?

강점 (Strength)	• 화장품과 관련된 높은 기술력 보유 • 기초화장품 전문 브랜드라는 소비자인식과 높은 신뢰도
약점 (Weakness)	• 남성전용 화장품 라인의 후발주자 • 용량 대비 높은 가격
기회 (Opportunity)	• 남성들의 화장품에 대한 인식변화와 화장품 시장의 지속적인 성장 • 화장품 분야에 대한 정부의 지원
위협 (Threat)	• 경쟁업체들의 남성화장품 시장 공략 • 내수경기 침체로 인한 소비심리 위축

① SO전략 : 기초화장품 기술력을 통한 경쟁적 남성 기초화장품 개발
② ST전략 : 유통비조정을 통한 제품의 가격 조정
③ WO전략 : 남성화장품 이외의 라인에 주력하여 경쟁력 강화
④ WT전략 : 정부의 지원을 통한 제품의 가격 조정
⑤ WT전략 : 독자적인 기술을 상용화하기 위해 원가절감으로 가격대비 놀라운 상품성으로 경쟁하고 있다.

39. 다음과 같은 사례에서 밑줄 친 부분은 문제해결 절차 과정 중 어디에 해당하는가?

서원 씨는 거래처의 부탁으로 인터넷 쇼핑몰에서 상품을 구매하였으나 구입한 상품의 일부만 배송되었다고 연락받았다. 당장 이번 주에 상품이 필요하다며 배송 예상날짜를 물어보는 거래처에 난감해진 서원 씨는 고객센터에 문의를 남겼고 다음과 같은 메일을 받았다.

안녕하세요. 고객님.
저희 ○○ 홈페이지를 방문해 주셔서 감사합니다.
상품을 여러 개 담아 한 번에 결제하셨는데 일부 상품만 도착해서 궁금하셨을 텐데 안내해 드리겠습니다. <u>택배배송 상품을 주문했으나 동일한 상품이 아닌 경우 각 업체별 상황에 따라 준비 및 배송 시점이 다를 수 있습니다.</u> 또한 부피가 큰 상품, 가구, 수량 등 상품 특성에 따라 부분 발송될 수 있습니다. 배송되지 않은 상품에 대한 정보는 마이페이지〉주문·배송 현황에서 확인이 가능합니다. 또한 진행현황의 배송조회를 클릭하시면 운송장번호로 배송추적이 가능합니다. 다른 문의사항이 있으실 경우 고객센터로 문의하시면 친절하고 상세하게 안내해 드리겠습니다.

※ 본 메일은 발신 전용으로 회신이 불가합니다.

답변에 따라 운송장 번호로 배송추적하여 예상 날짜를 파악하여 부분배송 이유와 함께 거래처에 이 같은 사실을 알렸다.

① 문제 인식
② 문제 도출
③ 원인 분석
④ 해결안 개발
⑤ 실행 및 평가

40. 다음을 근거로 판단할 때 도형의 모양을 옳게 짝지은 것은?

〈근거〉

5명의 학생은 5개 도형 A ~ E 모양을 맞히는 게임을 하고 있다. 5개의 도형은 모두 서로 다른 모양을 가지며 각각 삼각형, 사각형, 오각형, 원 중 하나의 모양으로 이루어진다. 학생들에게 아주 짧은 시간 동안 5개의 도형을 보여준 후 도형의 모양을 2개씩 진술하게 하였다. 학생들이 진술한 도형의 모양은 다음과 같고 모두 하나씩만 정확하게 맞혔다.

〈진술〉

甲 : C = 삼각형, D = 사각형
乙 : B = 오각형, E = 사각형
丙 : C = 원, D = 오각형
丁 : A = 육각형, E = 사각형
戊 : A = 육각형, B = 삼각형

① A = 육각형, D = 사각형
② B = 오각형, C = 삼각형
③ A = 삼각형, E = 사각형
④ C = 오각형, D = 원
⑤ D = 오각형, E = 육각형

41. 윤리 기본 개념끼리 바르게 묶인 것은?

① 성공, 실패
② 좋음, 그름
③ 도덕, 옳음
④ 권리, 의무
⑤ 생산, 비생산

42. 다음의 윤리적 상황으로 옳은 것은?

보기

심장결손으로 생존 가능성이 희박하여 생존기간 2주를 선고받은 신생아가 폐렴에 걸렸다. 하지만, 의사는 고통스러운 삶을 연장시키지 않으려 항생제를 쓰지 않기로 결정했다.

① 규칙 공리주의
② 행위 공리주의
③ 선호 공리주의
④ 윤리 공리주의
⑤ 순차 공리주의

43. 1972년에 제정된 한국 간호사 윤리강령 중 전문가로서의 간호사 의무가 아닌 것은?

① 간호 표준 준수
② 교육과 연구
③ 전문적 활동
④ 법적 자기 보호
⑤ 건강 및 품위 유지

44. 다음의 상황에 해당되는 임상시험 윤리 원칙으로 옳은 것은?

보기

연구 대상자 신청을 한 A씨에게 연구간호사는 실험 과정을 충분히 설명하고 A씨가 자발적 동의 능력이 있음을 확인하여 동의서에 서명을 요청했다.

① 인간존중의 원칙
② 선행의 원칙
③ 정의의 원칙
④ 악행금지의 원칙
⑤ 신의의 원칙

45. 다음 보기의 (   )에 들어갈 내용으로 옳은 것은?

보기

나치의 대학살 당시 있었던 비윤리적인 인체실험이 밝혀지자 1947년 인간실험에 대한 (   ) 이 발표 되었다. 주요 내용은 법적 개념인 대상자의 자발적인 동의가 없으면 어떠한 실험도 할 수 없다는 것이다. 다음은 채택된 (   )의 일부 내용이다.

1. 인체 실험에 있어 실험 대상자의 자발적인 동의가 절대적으로 필요하다.
2. 사회를 위한 유효성과가 해당 실험 외에 다른 방법으로 성과를 낼 수 없을 때 실시한다.
3. 육체적 · 정신적 고통과 손상을 피할 수 있도록 수행되어야 한다.

① 뉴렌베르그 강령
② 헬싱키 선언
③ 리스본 선언
④ 오타와 헌장
⑤ 벨몬트 보고서

46. 윤리강령의 기능과 한계로 옳지 않은 것은?

① 윤리 강령은 절대적이지 않으며 시대에 따라 변할 수 있다.

② 개인에게 강조된 규율이며, 간호 양심의 개인적 표현이다.

③ 간호행위의 방향성을 제시하며 일반적인 원칙을 제공한다.

④ 윤리적 의사결정을 위한 기본 방향을 제공한다.

⑤ 윤리적 딜레마 해결을 해주는 것은 아니다.

47. 윤리적 문제를 해결하는 과정을 순서대로 나열하시오.

보기

㉠ 문제를 진술하고 관련한 원칙을 찾아 문제의 특성을 규명한다.

㉡ 해당 사례의 사실과 견해를 구분하고 관련한 다른 사례가 있는지 확인한다.

㉢ 실질적인 대안이 어떤 원칙이 선호되었는지 모든 상황을 고려했는지 등을 평가한다.

㉣ 결과를 사정하고 평가한다.

㉤ 자신의 견해 외 신뢰할 수 있는 견해를 함께 평가한다.

㉥ 지금까지의 과정에 따라 의사 결정을 하고 수행한다.

① ㉠－㉡－㉢－㉤－㉥－㉣

② ㉠－㉢－㉡－㉤－㉥－㉣

③ ㉠－㉡－㉢－㉤－㉣－㉥

④ ㉠－㉡－㉤－㉢－㉥－㉣

⑤ ㉠－㉢－㉡－㉤－㉣－㉥

48. 다음의 윤리상황에 해당하는 이론에 대한 설명으로 옳은 것은?

보기

지역구 의원이 입원한 병동에 행려환자도 입원해 있다. 간호사는 직업의 구분 없이 동등한 간호를 제공하여 환자가 최상의 건강상태로 퇴원할 수 있도록 했다.

① 덕 윤리 　② 정의 윤리

③ 통치 윤리 　④ 권리 윤리

⑤ 의무 윤리

49. 나이팅게일 선서문 중 '간호하면서 알게 된 개인이나 가족의 사정은 비밀로 한다.'와 가장 가까운 윤리이론은?

① 정직의 규칙

② 신의의 규칙

③ 성실의 규칙

④ 정의의 원칙

⑤ 선행의 원칙

50. 다음 중 의료법의 환자의 권리에 해당하지 않는 것은?

① 자신의 건강보호와 증진을 위해 적절한 보건의료서비스를 받을 수 있다.

② 진료에 관해 충분히 설명 받고 동의에 대하여 결정할 수 있다.

③ 비밀을 보호받아야 한다.

④ 상담·조정을 신청할 수 있다.

⑤ 부정한 방법으로 진료 받지 않아야 한다.

02 성인간호학(30분)

1. 선천적 백내장의 원인으로 옳은 것은?

① 노화　　　　　　② 외상
③ 당뇨　　　　　　④ 태아 감염
⑤ 스테로이드

2. 고농도 산소를 투여 중인 COPD 환자에게 나타나는 문제점은?

① 고환기　　　　　② 호흡중추 자극
③ 이산화탄소 중독　④ 대사성 산증 악화
⑤ 대사성 보상기전 방해

3. 화상 환자 간호중재에 대한 설명으로 옳은 것은?

① 손상부위를 얼음에 대어준다.
② 물집은 터뜨려 소독을 해준다.
③ 넓은 화상부위는 찬물에 담근다.
④ 화상부위는 생리식염수로만 세척한다.
⑤ 열손실을 막기 위해 거즈 위 건조한 담요를 덮어준다.

4. 노인의 약물 반응 변화요인으로 부작용을 증가시키는 생리적 원인은?

① 위산 증가　　　　② 체지방 증가
③ 간 기능 증가　　　④ 신장 기능 증가
⑤ 사구체 여과율 감소

5. 하지 석고붕대를 하고 있는 환자가 석고 붕대 부위 부종과 냉감을 호소하며 청색증이 나타날 때 해주어야 하는 간호중재는?

① 반좌위를 취해준다.
② 석고붕대 부위를 높여준다.
③ 누출부위에 온습포를 적용한다.
④ 신경혈관계 상태를 지속적으로 사정한다.
⑤ 의사에게 보고하고 석고붕대 절개를 준비 한다.

6. 항이뇨호르몬 부적절 분비증후군(SIADH) 환자의 특징적 증상으로 옳은 것은?

① 부종　　　　　　② 고삼투증
③ GFR 감소　　　　④ 장 운동 항진
⑤ 저나트륨혈증

7. 견인환자의 신경혈관계 손상예방을 위한 간호중재로 옳지 않은 것은?

① SMC를 사정한다.
② Buck's 견인은 매 8시간 마다 풀고 다시 감는다.
③ 발에 부종이 나타나면 강한 조임이 있는지 확인한다.
④ 비골신경 마비가 관찰되면 손상된 발의 배굴을 확인한다.
⑤ 감각의 약화나 상실이 발견되면 압력을 조금 더 주어 다시 감는다.

8. 복막투석을 시행하기 위한 환자의 투석 가능한 복강의 특성으로 옳은 것은?

① 흡착성　　　　　② 인지질막
③ 반투과성　　　　④ 이중막 구조
⑤ 삼투압 조절

9. 신장이식 후 면역억제제를 투여 중인 환자에게 나타날 수 있는 요로감염 증상으로 옳은 것은?

① 빈뇨, 혈압 하강　　② 다뇨, 체온 하강
③ 핍뇨, 혈압 상승　　④ 혼탁뇨, 체온 상승
⑤ 단백뇨, 맥박 수 저하

10. 양성전립서비대증과 관련된 설명으로 옳지 않은 것은?

① 충분한 수분섭취를 한다.
② 야뇨 및 혈뇨 증상이 발생한다.
③ 50세 이하 젊은 나이에 호발한다.
④ 힘든 운동이나 운전은 피하도록 한다.
⑤ 따뜻한 물로 좌욕하며 마사지를 한다.

11. 임질 진단을 받은 환자가 호소하는 주증상으로 옳은 것은?

① 당뇨

② 저혈압

③ 고혈압

④ 뼈엉성증

⑤ 임균성 인후염

12. 갑상선 절제술 예정 환자의 수술 전 간호중재로 옳은 것은?

① Lugol's 용액 투여 시 빨대를 사용한다.

② 수술 전 3일간 Lugol's 용액을 투여한다.

③ 수술 일주일 전부터 항갑상샘제를 투여한다.

④ 수술 후 부갑상샘 기능저하증이 영구적으로 나타난다.

⑤ Lugol's 용액을 우유나 주스에 희석하지 않도록 주의한다.

13. 간 생검에 대한 간호중재로 옳은 것은?

① 검사 시 전신마취 한다.

② 검사 전 유동식이를 준다.

③ 간 생검 후 우측위를 취한다.

④ 흡기 시 생검 바늘을 삽입한다.

⑤ 검사 후 활력징후는 4시간에 한 번씩 측정한다.

14. 만성신부전 환자의 신기능 악화가 발생하였을 때 간호중재로 옳은 것은?

① 설사예방

② 고인산식이

③ 저칼슘식이

④ 고혈압 조절

⑤ 청결함 유지를 위한 비누 사용

15. 심박출량에 영향을 미치는 것으로 옳은 것은?

① 혈압, 심장 수축력

② 정맥귀환량, 심장 수축력

③ 심박동 수, 심장 수축력

④ 판막활동량, 심장 수축력

⑤ 심장 잔여 혈량, 판막활동량

16. 환자에게 부정맥이 나타났을 때 Lidocaine을 투여하여 효과를 볼 수 있는 것은?

① 동성빈맥

② 방실차단

③ 조기심방수축

④ 조기심실수축

⑤ Bundle Branch Block

17. 환자 EKG상 심실세동이 나타났을 때 가장 먼저 해야 할 간호수행으로 옳은 것은?

① 제세동기를 사용한다.

② 리도카인을 정맥주사한다.

③ 24시간 심전도를 관찰한다.

④ 심실세동 예방에 대해 교육한다.

⑤ 15분마다 활력징후를 측정한다.

18. 위식도 역류질환 환자가 호소하는 통증의 특성은?

① 운동 시 악화된다.

② 한 부분에 통증 부위가 국한된다.

③ 식사 직후나 앙와위에서 주로 발생한다.

④ 수분섭취나 제산제 섭취 시 증가한다.

⑤ 니트로글리세린 복용 시 통증이 완화된다.

19. 신경계 이상이 있는 환자의 SMC 사정 중 정상 C 반응은?

① 창백한 피부

② 냉감이 느껴지는 피부

③ 청색이 나타나는 피부

④ 족배동맥의 강한 맥박

⑤ 손톱 밑 자극 시 4초 후 다시 붉어짐

20. Dumping syndrome 예방을 위한 간호중재로 옳은 것은?

① 저지방 식이를 한다.

② 식사 시 또는 식중 물을 섭취한다.

③ 다량씩 자주 섭취한다.

④ 저탄수화물 식이를 한 다.

⑤ 식사 후 소화를 위해 걷는다.

21. 두개내압 상승 시 증상으로 옳지 않은 것은?

① 복시   ② 고체온증

③ 투사성 구토   ④ 아침에 심한 두통

⑤ 동공 축소와 비대칭적 변화

22. 암 발생의 경고 증상으로 옳은 것은?

① 찔려서 난 상처   ② 식사 전·후 졸림

③ 운동 시 맥박 증가   ④ 정상적 출혈과 분비물

⑤ 지속적 기침이나 쉰 목소리

23. 철분제를 복용하는 환자의 간호교육 내용으로 옳은 것은?

① 복용 후 변 색깔이 흰색으로 변할 수 있다.

② 액체형 철분제는 희석해서 컵으로 복용한다.

③ 흡수에 도움이 되는 비타민B와 함께 복용한다.

④ 철분제 흡수 증진을 위해 식사 중에 복용한다.

⑤ 변비를 유발할 수 있으므로 고섬유식이를 하도록 한다.

24. Nitroglycerin을 복용 중인 환자에게 간호교육 시 주의사항으로 옳은 것은?

① 주기적 복용을 원칙으로 한다.

② 1회 복용 후 10분 간격 1회 더 투여한다.

③ 투명 유리병에 약을 보관하며 잘 보이게 한다.

④ 복용 시 약이 녹을 때까지 침을 삼키지 않는다.

⑤ 혀 밑에 투여 시 화끈거리는 느낌이 나면 약을 중단한다.

25. 공사장 낙상 사고로 다발성 손상을 입은 환자의 응급처치와 이송 전 사정 순서로 옳은 것은?

① 호흡 → 출혈 → 의식 → 쇼크증후 → 골절 → 후송

② 의식 → 호흡 → 출혈 → 쇼크증후 → 골절 → 후송

③ 호흡 → 의식 → 쇼크증후 → 출혈 → 골절 → 후송

④ 쇼크증후 → 의식 → 호흡 → 출혈 → 골절 → 후송

⑤ 출혈 → 쇼크증후 → 의식 → 호흡 → 골절 → 후송

26. 아나필락시스 반응에 관여하는 면역체는?

① IgA   ② IgE

③ IgG   ④ IgM

⑤ 항원항체 복합체

27. 수혈을 하던 환자가 창백함과 발열 증상이 나타나고 호흡곤란을 호소할 때 가장 먼저 취해야 할 간호중재는?

① 수액을 연결한다.

② 의사에게 보고한다.

③ 활력징후를 측정한다.

④ 즉시 수혈을 중지한다.

⑤ 바늘을 바로 제거한다.

28. 암 예방을 위한 간호중재로 옳은 것은?

① 매일 일광욕을 시행한다.

② 체중은 평균 미달을 유지한다.

③ 완경기 여성은 1년에 한번 유방촬영을 실시한다.

④ 40세 이상 남자는 3년에 한번 위내시경을 시행한다.

⑤ 간염 대상자는 6개월에 한 번 복부 초음파를 시행한다.

29. 간호사는 흉곽 수술을 받은 환자의 환측팔 운동을 격려하였다. 운동을 시작할 수 있는 시기는?

① 1주 후

② 2주 후

③ 한 달 후

④ 되도록 빠른 시일 내

⑤ 봉합 부위 완전 치유 후

30. 무의식 환자의 기도 흡인 예방을 위한 자세로 옳은 것은?

① 측위   ② 앙와위

③ 쇄석위   ④ 파울러씨 체위

⑤ 트렌델렌버그 체위

성남시의료원

간호직 필기시험 모의고사

제1회 ~ 제3회

정답 및 해설

SEOWONGAK
(주)서원각

제1회 정답 및 해설

01 직업기초능력평가

1 ④

애완동물을 데리고 승강기에 탑승할 경우 반드시 안고 탑승해야 하며, 타인에게 공포감을 주지 말아야 한다는 규정은 있으나, 승강기 이용이 제한되거나 반드시 계단을 이용해야만 하는 것은 아니므로 잘못된 안내 사항이다.

2 ③

① 개과불린(改過不吝) : 허물을 고침에 인색하지 않음을 이르는 말이다.
② 경거망동(輕擧妄動) : 경솔하여 생각 없이 망령되게 행동함, 또는 그런 행동을 이르는 말이다.
③ 교각살우(矯角殺牛) : 소의 뿔을 바로잡으려다가 소를 죽인다는 뜻으로, 잘못된 점을 고치려다가 그 방법이나 정도가 지나쳐 오히려 일을 그르침을 이르는 말이다.
④ 부화뇌동(附和雷同) : 우레 소리에 맞춰 함께 한다는 뜻으로, 자신의 뚜렷한 소신 없이 그저 남이 하는 대로 따라가는 것을 이르는 말이다.
⑤ 낭중지추(囊中之錐) : 주머니 속의 송곳이라는 뜻으로, 재능이 뛰어난 사람은 숨어 있어도 저절로 사람들에게 알려짐을 이르는 말이다.

3 ②

① 토사구팽(兎死狗烹) : 필요할 때는 쓰고 필요 없을 때는 야박하게 버리는 경우를 이르는 말이다.
③ 와신상담(臥薪嘗膽) : 원수를 갚거나 마음먹은 일을 이루기 위하여 온갖 어려움과 괴로움을 참고 견딤을 이르는 말이다.
④ 선공후사(先公後私) : 공적인 일을 먼저 하고 사사로운 일은 뒤로 미룸을 이르는 말이다.
⑤ 맥수지탄(麥秀之嘆) : 고국의 멸망을 한탄함을 이르는 말이다.

4 ③

③ 읍참마속(泣斬馬謖) : 사사로운 감정을 버리고 질서를 바로 세움을 이르는 말이다.
① 작심삼일(作心三日) : 결심이 삼일(三日)을 못 간다는 뜻으로 결심이 얼마 되지 않아 흐지부지됨을 이르는 말이다.
② 조령모개(朝令暮改) : 아침에 명령을 내리고서 저녁에 다시 바꾼다는 의미로 일관성 없이 갈팡질팡하는 모습을 이르는 말이다.
④ 용두사미(龍頭蛇尾) : 시작은 그럴 듯하나, 끝이 흐지부지함을 이르는 말이다.
⑤ 조개모변(朝令暮改) : 아침에 고치고 저녁에 또 바꾼다는 뜻으로 결정이나 계획이 일정하지 않고 자주 바뀜을 이르는 말이다.

PLUS TIP 고려공사삼일(高麗公事三日)

고려(高麗)의 정책이나 법령은 사흘 만에 바뀐다는 뜻으로 한 번 시작한 일이 오래 계속되어 가지 못함을 비유하는 말이다.

5 ③

ⓒ 당시 미국 산림청장은 핀쇼이다.

6 ④

제시문 속 ㉠은 품행이 단정하지 못하고 난잡함을 의미한다.
① 몸을 제대로 가눌 수 없이 정신이 흐리고 얼떨떨함을 의미한다.
② 모든 것이 뒤섞이거나 뒤얽혀 갈피를 잡을 수 없음을 의미한다.
③ 물건들이 제자리에 있지 못하고 널려 있어 너저분함을 의미한다.
⑤ 사회가 혼란스럽고 질서가 없음을 의미한다.

7 ②

'저지르다'의 유의어는 '범하다'로 '저지르다'는 죄를 짓거나 잘못이 생겨나게 행동함을 이르는 말이며, '범하다'는 법률, 도덕, 규칙 따위를 어김을 이르는 말이다.

8 ④

ⓔ의 앞 문장은 '동전 던지기 횟수를 늘렸을 때 확률이 어떻게 변하는지 보려면 그저 계속 곱하기만하면 된다.'고 하였고, ⓔ의 뒤 문장은 '결과는 1/64'라고 하였다. 따라서 보기의 '1/2을 여섯 번 곱하면 된다'는 ⓔ에 들어가야 자연스럽다.

9 ④

④ 일이 이미 잘못된 뒤에는 손을 써도 소용이 없다는 의미이다.
① 아무리 익숙하고 잘하는 사람이라도 간혹 실수할 때가 있음을 비유적으로 이르는 말이다.
② 자그마한 나쁜 일도 자꾸 해서 버릇이 되면 나중에는 큰 죄를 저지른다는 말이다.
③ 우연히 운 좋은 기회에 하려던 일을 해치운다는 말이다.
⑤ 어떤 일이든 끝날 때가 있고, 누구에게나 좋게 대하는 사람도 성을 낼 때가 있음을 빗댄 말이다.

10 ①

제시문 속 ㉠은 어떤 일이 생김을 의미한다.
② 어떤 마음이 생김을 의미한다.
③ 잠에서 깨어남을 의미한다.
④ 누웠다가 앉거나 앉았다가 서는 것을 의미한다.
⑤ 약하거나 희미하던 것이 성하여지는 것을 의미한다.

11 ③

아리스토텔레스는 모든 자연물이 목적을 추구하는 본성을 타고나며, 외적 원인이 아니라 내재적 본성에 따른 운동을 한다는 목적론을 제시하였다. 아리스토텔레스에 따르면 이러한 본성적 운동의 주체는 단순히 목적을 갖는 데 그치는 것이 아니라 목적을 실현할 능력도 타고난다.

12 ⑤

국내 통화량이 증가하여 유지될 경우 장기에는 자국의 물가도 높아져 장기의 환율은 상승한다.

13 ④

①⑤ 소스 부호화는 데이터를 압축하기 위해 기호를 0과 1로 이루어진 부호로 변환하는 과정이다. 오류를 검출하고 정정하기 위하여 부호에 잉여 정보를 추가하는 과정은 채널 부호화이다.
② 송신기에서 부호를 전송하면 채널의 잡음으로 인해 오류가 발생한다.
③ 잉여 정보는 오류를 검출하고 정정하기 위하여 부호에 추가하는 정보이다.

14 ②

기호 집합의 평균 정보량을 기호 집합의 엔트로피라고 하는데 모든 기호들이 동일한 발생 확률을 가질 때 그 기호 집합의 엔트로피는 최댓값을 갖는다. 기호들의 발생 확률이 서로 다르므로 평균 정보량이 최댓값을 갖지 않는다.

15 ⑤

삼중 반복 부호화는 0을 000으로 부호화하는데, 두 개의 비트에 오류가 있으면 110, 101, 011이 되어 1로 판단하므로 오류는 정정되지 않는다.

16 ④

④ 포퍼는 가설로부터 논리적으로 도출된 예측을 관찰이나 실험 등의 경험을 통해 맞는지 틀리는지 판단함으로써 그 가설을 시험하는 과학적 방법을 제시한다. 콰인은 개별적인 가설뿐만 아니라 기존의 지식들과 여러 조건 등을 모두 포함하는 전체 지식이 경험을 통한 시험의 대상이 된다는 총체주의를 주장한다. 따라서 포퍼와 콰인 모두 '경험을 통하지 않고 가설을 시험할 수 있는가?'라는 질문에 '아니요'라고 답변을 할 것이다.
①②③⑤의 질문에 대해서는 포퍼는 긍정의, 콰인은 부정의 답변을 할 것이다.

17 ①

② 반추 동물이 짧은 시간에 과도한 양의 비섬유소를 섭취하면 급성 반추위 산성증을 유발한다.

③ 반추위 미생물은 산소가 없는 환경에서 왕성하게 생장한다.

④ 반추 동물도 셀룰로스와 같은 섬유소를 분해하는 효소를 합성하지 못한다.

⑤ 사람은 효소를 이용하여 비섬유소를 포도당으로 분해하고 이를 소장에서 흡수하여 에너지원으로 이용한다.

18 ③

③ 희토류와 관련된 우리 삶에 대한 긍정적인 전망은 제시하고 있지 않다.

① 이 발표의 목적은 '희토류가 무엇이고 어떻게 쓰이는지 등에 대해 알려 드리고자 함'이다.

② 산업 분야에서 희토류의 역할을 '산업의 비타민'이라고 비유적 표현으로 제시하였다.

④ 청자의 이해를 돕기 위해 영상 및 표를 효과적으로 제시하고 있다.

⑤ 발표 마지막에서 희토류가 실제로 얼마나 다양하게 활용되고 있는지 관심을 갖고 찾아보길 촉구하고 있다.

19 ③

지문 및 얼굴 정보 제공은 17세 이상의 외국인에 해당한다.

20 ④

2021년 기준으로 최근 실시한 임기만료에 의한 국회의원선거의 선거권자 총수는 3천만 명이고 보조금 계상단가는 1,030원(2020년 1,000원 + 30원)이므로 309억 원을 지급하여야 하는데, 3월 대통령선거와 6월 동시지방선거가 있으므로 각각 309억 원씩을 더하여 총 927억 원을 지급해야 한다.

21 ④

ⓒ 2019년은 전체 임직원 중 20대 이하 임직원이 차지하는 비중이 50% 이하이다.

22 ③

㈎ 남편과 아내가 한국국적인 경우에 해당하는 수치가 되므로 우리나라 남녀 모두 다문화 배우자와 결혼하는 경우가 전년보다 감소하였음을 알 수 있다. → ○

㈏ $(88,929 - 94,962) \div 94,962 \times 100$
= 약 -6.35% 가 된다. 따라서 다문화 신혼부부 전체의 수는 2018년에 전년대비 감소한 것이 된다. → ×

㈐ $5.0 \to 6.9$(남편), $32.2 \to 32.6$(아내)로 구성비가 변동된 베트남과 $10.9 \to 11.1$(남편), $4.4 \to 4.6$(아내)로 구성비가 변동된 기타 국가만이 증가하였다. → ○

㈑ 중국인과 미국인 남편의 경우 2017년이 61.1%, 2018년이 60.2%이며, 중국인과 베트남인 아내의 경우 2017년이 71.4%, 2018년이 71.0%로 두 시기에 모두 50% 이상의 비중을 차지한다. → ○

23 ①

일본인이 남편인 경우는 2017년에 22,448쌍 중 7.5%를 차지하던 비중이 2018년에 22,114쌍 중 6.5%의 비중으로 변동되었다. 따라서 $22,448 \times 0.075 = 1,683$쌍에서 $22,114 \times 0.065 = 1,437$쌍으로 변동되어 246쌍이 감소되었다.

24 ②

'신재생 에너지' 분야의 사업 수를 x, '절약' 분야의 사업 수를 y라고 하면

$x + y = 600$ …… ㉠

$\dfrac{3,500}{x} \geq 5 \times \dfrac{600}{y}$ → (양 변에 xy 곱함)

→ $3,500y \geq 3,000x$ …… ㉡

㉠, ㉡을 연립하여 풀면 $y \geq 276.92 \cdots$

따라서 '신재생 에너지' 분야의 사업별 평균 지원액이 '절약' 분야의 사업별 평균 지원액의 5배 이상이 되기 위한 사업 수의 최대 격차는 '신재생 에너지' 분야의 사업 수가 323개, '절약' 분야의 사업 수가 277개일 때로 46개이다.

25 ④

구분＼물품	A	B	C	D	E	F	G	H
조달단가 (억 원)	3	4	5	6	7	8	10	16
구매 효용성	1	0.5	1.8	2.5	1	1.75	1.9	2
정량적 기대효과	3	2	9	15	7	14	19	32

따라서 20억 원 이내에서 구매예산을 집행한다고 할 때, 정량적 기대효과 총합이 최댓값이 되는 조합은 C, D, F로 9 + 15 + 14 = 38이다.

26 ②

① 분만 : $\dfrac{2,909-3,295}{3,295} \times 100 ≒ -11.7\%$

② 검사 : $\dfrac{909-97}{97} \times 100 ≒ 837.1\%$

③ 임신장애 : $\dfrac{619-607}{607} \times 100 ≒ 2.0\%$

④ 불임 : $\dfrac{148-43}{43} \times 100 ≒ 244.2\%$.

⑤ 기타 : $\dfrac{49-45}{45} \times 100 ≒ 8.9\%$

27 ⑤

⑤ E에 들어갈 값은 37.9 + 4.3 = 42.2이다.

28 ③

재정력지수가 1 이상이면 지방교부세를 지원받지 않는다. 따라서 3년간 지방교부세를 지원받은 적이 없는 지방자치단체는 서울, 경기 두 곳이다.

29 ⑤

'거리 = 시간×속력'을 이용하여 계산할 수 있다.

총 4시간의 소요 시간 중 작업 시간 1시간 30분을 빼면, 왕복 이동한 시간은 2시간 30분이 된다. 트럭에서 태양광 설치 장소까지의 거리를 x km라고 하면, 시속 4km로 이동한 거리와 시속 8km로 되돌아 온 거리 모두 x km가 된다.

따라서 거리 = 시간 × 속력 → 시간=거리÷속력 공식을 이용하여, 2시간 30분은 2.5시간이므로 2.5 = (x ÷ 4) + (x ÷ 8)이 성립하게 된다.

이것을 풀면, $2.5 = x/4 + x/8$ → $2.5 = 3/8\,x$ → $x = 2.5 \times 8/3 = 6.666\cdots$ → 약 6.67km가 된다.

30 ③

㉠ 산업용 도로 4km의 건설비
= (300 ÷ 60) × 4 = 20억 원

㉡ 산업관광용 도로 5km의 건설비
= (400 ÷ 100) × 5 = 20억 원

∴ 24+20=40억 원

31 ②

명제 1을 벤다이어그램으로 나타내면 전체 집합 U는 '등산을 좋아하는 사람'이 되고, 그 중 낚시를 좋아하는 사람을 표시할 수 있다.

명제 2를 벤다이어그램으로 나타내면 다음과 같다.

이 두 명제를 결합하여 벤다이어그램으로 나타내면 다음과 같다.

등산을 좋아하는 사람 중 등산과 낚시를 둘 다 좋아하는 사람과 등산만 좋아하는 사람은 골프를 좋아하지 않으므로 결론 A는 옳지 않다.

낚시를 좋아하는 사람은 모두 등산을 좋아하는 사람이므로 결론 B는 옳다.

32 ④

네 번째 조건에서 수요일에 9대가 생산되었으므로 목요일에 생산된 공작기계는 8대가 된다.

월요일	화요일	수요일	목요일	금요일	토요일
		9대	8대		

첫 번째 조건에 따라 금요일에 생산된 공작기계 수는 화요일에 생산된 공작기계 수의 2배가 되는데, 두 번째 조건에서 요일별로 생산한 공작기계의 대수가 모두 달랐다고 하였으므로 금요일에 생산된 공작기계의 수는 6대, 4대, 2대의 세 가지 중 하나가 될 수 있다. 그런데 금요일의 생산 대수가 6대일 경우, 세 번째 조건에 따라 목 ~ 토요일의 합계 수량이 15대가 되어야 하므로 토요일은 1대를 생산한 것이 된다. 그러나 토요일에 1대를 생산하였다면 다섯 번째 조건인 월요일과 토요일에 생산된 공작기계의 합이 10대를 넘지 않는다. (∵ 하루 최대 생산 대수는 9대이고 요일별로 생산한 공작기계의 대수가 모두 다른 상황에서 수요일에 이미 9대를 생산하였으므로) 금요일에 4대를 생산하였을 경우에도 토요일의 생산 대수가 3대가 되므로 다섯 번째 조건에 따라 월요일은 7대보다 많은 수량을 생산한 것이 되어야 하므로 이 역시 성립할 수 없다. 즉, 세 가지 경우 중 금요일에 2대를 생산한 경우만 성립하며 화요일에는 1대, 토요일에는 5대를 생산한 것이 된다.

월요일	화요일	수요일	목요일	금요일	토요일
	1대	9대	8대	2대	5대

따라서 월요일에 생산 가능한 공작기계 대수는 6대 또는 7대가 되므로 둘의 합은 13이다.

33 ②

① 복사기를 같이 쓴다고 해서 같은 층에 있는 것은 아니다.
③ 의료질관리실이 2층의 복사기를 쓰고 있다고 해서 2층에 위치하고 있는지는 알 수 없다.
④⑤ 제시된 조건으로 연구기획부의 위치는 알 수 없다.

34 ⑤

㉠ a = b = c = d = 25라면, 1시간당 수송해야 하는 관객의 수는 40,000 × 0.25 = 10,000명이다. 버스는 한 번에 대당 최대 40명의 관객을 수송하고 1시간에 10번 수송 가능하므로, 1시간 동안 1대의 버스가 수송할 수 있는 관객의 수는 400명이다. 따라서 10,000명의 관객을 수송하기 위해서는 최소 25대의 버스가 필요하다.
㉡ d = 40이라면, 공연 시작 1시간 전에 기차역에 도착하는 관객의 수는 16,000명이다. 16,000명을 1시간 동안 모두 수송하기 위해서는 최소 40대의 버스가 필요하다.
㉢ 공연이 끝난 후 2시간 이내에 전체 관객을 공연장에서 기차역까지 수송하려면 시간당 20,000명의 관객을 수송해야 한다. 따라서 회사에게 필요한 버스는 최소 50대이다.

35 ③

위 글에 나타난 문제점은 전원이 갑자기 꺼지는 현상이다. 따라서 ③ 취침 예약이 되어있는지 확인하는 것이 적절하다.

36 ①

①은 위 매뉴얼에 나타나있지 않다.

37 ④

단식을 하는 날 전후로 각각 최소 2일간은 정상적으로 세 끼 식사를 하므로 2주차 월요일에 단식을 하면 전 주 토요일과 일요일은 반드시 정상적으로 세 끼 식사를 해야 한다. 이를 바탕으로 조건에 따라 김 과장의 첫 주 월요일부터 일요일까지의 식사를 정리하면 다음과 같다.

월	화	수	목	금	토	일
○		○	○	○	○	○
○		○	○		○	○
○	○	○	○		○	○

38 ⑤

5월 23일(일)에 포항에서 출발하여 울릉도에 도착한 A는 24일(월) 오후 6시에 호박엿 만들기 체험을 하고, 25일(화) 오전 8시에 울릉도 → 독도 → 울릉도 선박에 탑승할 수 있으며 26일(수) 오후 3시에 울릉도에서 포항으로 돌아올 수 있다.

① 16일(일)에 출발하여 19일(수)에 돌아왔다면 매주 화요일과 목요일에 출발하는 울릉도 → 독도 → 울릉도 선박에 탑승할 수 없다(18일 화요일 최대 파고 3.2).

② 매주 금요일에 술을 마시는 A는 술을 마신 다음날인 22일(토)에는 멀미가 심해서 돌아오는 선박을 탈 수 없다.

③ 20일(목)에 포항에서 울릉도로 출발하면 오후 1시에 도착하는데, 그러면 오전 8시에 출발하는 울릉도 → 독도 → 울릉도 선박에 탑승할 수 없다.

④ 21일(금)과 24(월)은 모두 파고가 3m 이상인 날로 모든 노선의 선박이 운항되지 않는다.

39 ③

평가 기준에 따라 점수를 매기면 다음과 같다.

평가항목 / 음식점	음식 종류	이동 거리	가격 (1인 기준)	맛 평점 (★ 5개 만점)	방 예약 가능 여부	총점
자금성	2	4	5	1	1	13
샹젤리제	3	3	4	2	1	13
경복궁	4	5	1	4	1	15
도쿄타워	5	1	3	5	–	14
에밀리아	3	2	2	3	1	11

따라서 S그룹의 회식 장소는 경복궁이다.

40 ④

한주가 수도인 나라는 평주가 수도인 나라의 바로 전 시기에 있었고, 금주가 수도인 나라는 관주가 수도인 나라 바로 다음 시기에 있었으나 정보다는 이전 시기에 있었으므로 수도는 관주 > 금주 > 한주 > 평주 순임을 알 수 있다. 병은 가장 먼저 있었던 나라는 아니지만, 갑보다 이전 시기에 있었으므로 두 번째나 세 번째가 되는데, 병과 정이 시대 순으로 볼 때 연이어 존재하지 않았으므로 을 > 병 > 갑 > 정이 되어야 한다. 따라서 나라와 수도를 연결해 보면, 을 – 관주, 병 – 금주, 갑 – 한주, 정 – 평주가 되며 [내용] 과 일치하는 것은 3, 5, 6이다.

41 ④

①③ DNR의 오남용을 막기 위해 회복 가능성이 없는 말기환자에게만 동의서 작성 여부를 묻고 선택할 수 있게 한다.

② DNR 서명은 No Care가 아닌 필요한 간호는 지속된다는 것을 알려야 한다.

⑤ 회복 가능성이 없는 환자라고 DNR을 강요할 수는 없다.

📰 **PLUS TIP** DNR(심폐소생술 포기)

심폐소생술 필요시 사전에 환자 스스로 이를 거부하는 것에 동의하는 제도이다. 환자 스스로 존엄한 죽음을 선택하는 것으로 보장되어야 하는 권리로 인정된다.

42 ③

간호사들이 환자들과의 개인적인 관계를 통한 인간적인 건강관리에 강한 전통을 가진 반면에 새로운 과학기술은 간호사에게 보다 세련된 의학적 기술을 습득하고 기본적인 병상간호에 적은 시간을 할애하도록 유도한다.

43 ①

② 무해의 원칙

③ 정의의 원칙

④⑤ 선행의 원칙

📰 **PLUS TIP** 자율성의 원리

㉠ 자율성은 스스로 계획하고 수행할 수 있는 스스로의 역량이다.

㉡ 자신들의 안녕에 영향을 주는 사건이 있을 때 결정에 참여시키도록 해야 한다.

44 ②

보기의 상황은 선행의 원칙(고통을 호소하며 죽기를 소망하는 환자 A의 통증을 감소시키는 것)과 정직의 원칙(위약을 투약하는 것)이 서로 충돌하고 있음을 나타낸다.

45 ③

제3차 개정 이유는 변화하는 의료 환경과 사회에서 간호사의 능동적인 대처와 윤리적인 책무를 규명하기 위함이다. 대상자의 권리와 자율성의 중요성 증가는 제2차 개정 이유 중 하나이다.

46 ⑤

① 경우에 따라서는 정의를 고려하지 않을 수도 있다.
②③④ 의무론에 관한 설명이다.

PLUS TIP 공리주의

㉠ 개념 : 최대 다수의 최대 행복, 다수의 행복을 위해 소수가 희생되어도 좋다는 논리는 추구한다.
㉡ 쾌락적 공리주의 : 쾌락은 최대화 시키고 고통은 최소화시키는 행위가 도덕적으로 옳다고 본다.
㉢ 다원적 공리주의 : 행복, 지식, 쾌락 등의 다양한 내재적 가치를 수용한다.
㉣ 선호 공리주의 : 많은 사람이 선호하는 것을 선택하는 것이 효용을 높인다.
㉤ 행위 공리주의 : 각 행위마다 최대의 효용을 안겨주는 행위를 선택하는 것이 효용을 높인다.
㉥ 규칙 공리주의 : 어떤 상황에 처했을 때 최대한의 효용을 가져오는 규칙을 따른다.

47 ③

③ 완화 : 갈등 당사자들의 의견 차이를 얼버무려 의견차이가 없는 것 같이 느끼게 하거나 사소한 의견 일치와 공동이익을 강조함으로써 갈등을 완화시키는 방법으로, 갈등의 요인은 제거되지 못하여 단기적으로 해소되는 방법이다.
① 문제해결 : 갈등 당사자들이 공동의 노력으로 갈등의 원인이 되는 문제를 해결해야 한다.
② 회피 : 갈등을 야기할 수 있는 의사결정을 보류하거나 회피, 갈등 당사자와의 접촉을 피하는 것을 말한다. 갈등의 원인이 되는 문제는 계속 남아있으므로 갈등의 소지 역시 남아있다.
④ 협상 : 갈등 당사자들이 그들의 대립되는 입장을 부분적으로 양보하여 해결하는 방법이다.
⑤ 강압 : 강력한 힘을 가진 경쟁자나 상관 등 권위를 가진 사람, 중재인이나 조정자를 이용하는 방법이다.

48 ②

② 환자의 옹호자로서의 간호사 태도이다.
①③④⑤ 환자의 자율성에 대한 지지자로서의 간호사 태도이다.

49 ④

간호사의 법적 의무 중 의약품이나 기자재 사용에 대한 확인의 의무에 해당한다.
①②③⑤ 의사에게 허용되는 법적 의무이다.

PLUS TIP 간호ㅔ사의 법적 의무

㉠ 주의의 의무
㉡ 설명 및 동의의 의무
㉢ 확인의 의무
㉣ 간호기록 보존의 의무
㉤ 진료거부 금지의 의무

50 ④

인간의 외형적 행동에 초점을 두고 규율하는 것은 법이다.

PLUS TIP 윤리의 개념

㉠ 사람이 이 세상을 사는 데 마땅히 하여야 할 도리이다.
㉡ 인도, 도의, 인의, 예의 등으로 구성되어 있다.
㉢ 옳은 마음가짐과 옳은 행실의 표준이다.
㉣ 살아가면서 각자가 지켜야 할 의무이향의 기준이다.
㉤ 사회적 풍습이나 전통에 의해 제약을 받는다.

1 ③

③ 전정기능 검사로 외이도에 찬물이나 체온보다 따뜻한 물을 주입하면 내림프에 생긴 유동으로 촉발되는 온도 안진 정동에 따라 전정의 기능을 확인하는 검사이다.

①②④ 청력검사이다.

⑤ 불을 끄고 병변에 빛을 쏘아 투과 되는지 확인하는 검사이다.

2 ②

① 뼈의 일부분만 부러진 것은 불완전 골절이다.

③ 압착 부상으로 뼈가 여러 조각으로 부서진 것은 분쇄 골절이다.

④ 완전 골절로 골절편의 위치가 골절선에서 분리된 상태는 전위성 골절이다.

⑤ 골절선이 완전히 뼈를 관통하여 골막, 뼈가 양면으로 분리된 것은 완전 골절이다.

PLUS TIP 골절의 종류

㉠ **완전 골절** : 골절선이 완전히 뼈를 관통하여 골막, 뼈가 양면으로 분리된 것이다.

㉡ **불완전 골절** : 뼈의 일부분만 부러진 것이다.

㉢ **폐쇄 골절** : 골절부위 피부는 정상으로 나타난다.

㉣ **분쇄 골절** : 압착 부상으로 뼈가 여러 조각으로 부서진 것이다.

㉤ **개방 골절** : 외부의 상처와 골절부위가 연결된 상태로 골절된 뼈가 노출되어 있다.

㉥ **매복 골절** : 골절된 뼈의 한부분이 다른 부분에 박힌 상태이다.

㉦ **전위성 골절** : 완전 골절로 골절편의 위치가 골절선에서 분리된 상태이다.

3 ③

③ 인슐린 저혈당증으로 인한 저혈당 쇼크로 인슐린 과다 투여 등 부적절 인슐린 투여로 나타날 수 있다.

PLUS TIP 인슐린 저혈당증

㉠ 공복 시 인슐린 투여, 인슐린 과다투여 등 부적절한 인슐린 투여로 나타난다.

㉡ 빈맥, 발한, 차백, 입주면 무감각, 혼돈 증상이 나타나며, 악화 시 의식을 상실하게 된다.

4 ②

① 호흡증진을 위한 반좌위를 취한다.

③ 항생제 투여한다.

④ 기침, 심호흡 격려한다.

⑤ 고탄수화물, 고단백 식이를 권장한다.

PLUS TIP 폐렴환자 간호중재

㉠ 산소를 공급한다.

㉡ 적절한 수분섭취를 한다.

㉢ 고탄수, 고단백 식이를 제공한다.

㉣ 열조절을 하고 항생제를 투여한다.

㉤ 호흡증진을 위한 반좌위를 취한다.

㉥ 산소요구량과 호흡곤란을 감소시키기 위해 휴식을 권장한다.

㉦ 통증조절을 위해 진통제를 투여한다.

㉧ Nebulizer를 적용하고 기관지 확장제를 투여한다.

㉨ 폐색전과 무기폐 방지를 위해 체위변경을 한다.

5 ③

①②④ 고혈압, 체중감소, 저인산혈증은 부갑상샘 기능항진증 환자의 증상이다.

⑤ Chvostek's Sign은 안면신경부위를 가볍게 쳤을 때 안면근육의 경련이 나타나는 것으로 부갑상샘 기능저하증의 대표증상인 저칼슘혈증일 때 양성 반응으로 나타난다.

6 ②

쿠싱증후군 환자에게 면역기능 저하로 인한 감염예방과 상기도 감염 예방, 외상방지, 구강간호, 무균술 적용 등의 간호를 적용한다.

📠**PLUS TIP** Cushing's Syndrome

㉠ 부신피질호르몬 중 글루코코르티코이드의 과잉 분비로 인한 질환이다.

㉡ 코르티솔은 부신피질에서 분비되고 그 분비조절은 뇌하수체 전엽에서 분비되는 ACTH에 의해 이루어진다.

㉢ ACTH의 과잉분비가 코르티솔의 과잉분비를 일으키는 원인(속발성)이 되기고 하고, 부신피질 자체가 자율적으로 코르티솔의 과잉분비를 일으키는 경우(원발성)도 있다.

㉣ 코르티솔의 과잉증상
- 비만
- 당뇨병
- 적색피부선조, 근력저하
- 출혈성 소인, 부종
- 고혈압
- 뼈엉성증
- 정신장애
- 감염성 증가
- 생식샘 기능의 저하
- 들소형 육봉

7 ②

① 각막 : 무혈관 조직으로 안구를 보호하고 있으며 들어오는 광선은 굴절된다.

③ 홍채 : 동공의 크기를 조절하며 조리개 역할을 한다.

④ 맥락막 : 망막과 공막 사이에 위치하며 공막을 통해 들어오는 광선을 차단한다.

⑤ 수정체 : 눈의 굴절 기능을 하며 초점을 조절한다.

8 ②

① 누울 때는 앙와위나 측위를 취하고 슬관절과 고관절을 약간 굴곡한다.

③ 푹신한 침구보다 단단한 침구를 사용한다.

④ 물건을 들 경우 고관절과 무릎을 굽히고 몸체 가까이 물건을 대고 들어올린다.

⑤ 서서 일할 때는 한쪽 다리를 발판에 올린다.

9 ②

①② 다리를 올리면 창백해진다.

③ 다리를 내리면 창백해진다.

④ 발을 내리면 통증이 감소한다.

⑤ 피부 냉감이 있으며 부종은 없다.

📠**PLUS TIP** 폐쇄성 동맥질환 증상

㉠ 간헐적 파행 : 운동 시 통증이 나타나고 휴식 시 증상이 완화된다.

㉡ 손상부위의 냉감이 있다.

㉢ 감각이상, 마비, 창백, 맥박소실의 증상이 나타난다.

10 ④

📠**PLUS TIP** 신우신염

㉠ 갈비뼈 척추각 압통과 Flank Pain이 발생한다.

㉡ 발열, 추위, 심한 쇠약감을 호소한다.

㉢ 악취나는 탁한 소변과 배뇨통, 빈뇨, 긴급뇨, 야간뇨의 증상이 있다.

㉣ 오심, 구토, 설사 등 소화기계 증상이 나타난다.

11 ②

① 염증성 산물이 신속한 제거를 한다.

③ 소변희석과 배설로 세균정체 및 성장을 최소화한다.

④ 혈뇨나 단백뇨 발생을 예방한다.

⑤ 세균의 상행성 움직임을 제한할 수 있다.

12 ⑤

①③ 유방을 흉벽을 향해 압박하듯 밀며 유방 외측부
터 시계방향으로 유두를 향해 촉진한다.

②④ 유방 상외측 사분원에 유의하고 누운 자세로
액와를 촉진하여 림프절 결절 유무를 확인한다.

13 ③

①④ 전립샘의 비대와 결절 조직이 증가한다.

② 배뇨시작이 지연되고 감소된 소변 흐름이 나타난다.

⑤ 혈뇨, 야뇨, 배뇨곤란, 긴급뇨 증상이 나타난다.

14 ⑤

① 음식은 중력에 의해 서서히 주입한다.

② 찬 음식은 소화장애를 일으키므로 피한다.

③ 매 급식 때마다 관을 바꾸면 식도 손상의 우려가
있다.

⑤ 공기가 들어가거나 오염되지 않도록 관을 닫는다.

15 ①

② 심하고 날카로운 통증이 있다.

③④⑤ 빈맥, 혈압하강, 얕은 호흡이 나타난다.

🗞️**PLUS TIP 천공 증상**

㉠ 상복부 중간 오른쪽 1/4부위의 갑작스러운 통증
→ 오른쪽 어깨, 견갑골 부위로 방사된다.

㉡ 장 연동운동 감소로 마비성 장폐색이 나타난다.

㉢ 빈맥, 빈호흡, 발한, 호흡곤란, 불안, 혈압 하강4
등의 증상이 나타난다.

㉣ 반동 압통이 발생한다.

16 ②

장의 압력 및 폐쇄를 완화하고 위액 흡인으로 인한
팽만을 예방한다.

17 ②

①② 1단계에 이뇨제를 복용한다.

④ 3단계에 이뇨제와 교감신경차단제, 혈관확장제를
복용한다.

⑤ 4단계에 이뇨제와 교감신경차단제, 혈관확장제,
교감신경억제제를 복용한다.

🗞️**PLUS TIP 고혈압 약물요법**

㉠ 1단계 : 이뇨제

㉡ 2단계 : 이뇨제 + β 차단제

㉢ 3단계 : 이뇨제 + β 차단제 + 혈관확장제

㉣ 4단계 : 이뇨제 + β 차단제 + 혈관확장제 + 교감신경
억제제

18 ⑤

⑤ 반혼수 : 깊은 졸음 상태로 고통스러운 자극을 주
면 어느 정도 피하려는 반응을 보이다.

① 각성 : 정상적인 의식상태이다.

② 기면 : 졸음이 오는 상태로 자극에 대한 반응이 느
리고 불완전하다.

③ 혼미 : 계속적인 강력한 자극에 반응한다.

④ 혼수 : 모든 자극에 반응이 없다.

19 ④

두부손상으로 인해 의식 손실된 환자의 기도개방을
가장 먼저 취해야 한다.

20 ③

비타민 K는 혈액응고 작용을 하여 Warfarin 해독제로 사용한다.

PLUS TIP Warfarin 투여 시 간호중재

㉠ 출혈과 관련하여 환자의 혈액응고 기능을 평가하는 Prothrombin Time을 매일 측정한다.

㉡ 출혈위험성을 증가시키므로 Warfarin과 Aspirin은 함께 사용하지 않는다.

㉢ 비타민 K는 혈액응고 작용으로 Warfarin 해독제로 사용한다.

㉣ Warfarin은 태아기형 초래 위험성이 높아 치료동안 임신을 금지한다.

㉤ 임신 시 Warfarin 대신 헤파린을 사용한다.

㉥ 치료효과를 높이기 위해 치료동안 안정을 취할 수 있게 한다.

21 ①

① Stryker Frame은 척수손상 환자에게 사용하는 기구로 환자 체위를 앙와위에서 복위로 변경 가능하다.

② 재활치료나 물리치료는 입원 중에 시작한다.

③ 방광팽만이나 요정체로 인한 합병증 예방을 위해 필요시 도뇨를 시행한다.

④ 운동 간호 목표는 환자의 손상부위 이상의 운동성 회복이다.

⑤ 척추가 움직이지 않도록 환자를 반듯이 눕히고 이동한다.

PLUS TIP 척수손상 환자 간호

㉠ 응급 상황 시 환자를 함부로 움직이면 영구손상을 초래할 수 있다. 따라서 척추가 움직이지 않도록 부목이나 널빤지 위에 환자를 반듯이 눕히고 이동해야 한다.

㉡ 운동 목표는 환자 능력을 최대화 시키고 잔존능력으로 일상생활 동작을 스스로 수행하게 하는 것이다.

㉢ 입원 중 물리치료와 재활치료를 시작하여 합병증을 최소화하고 신경학적 기능의 최대 수준을 유지한다.

㉣ 방광팽만과 요정체로 인한 발생 예방을 위해 섭취량과 배설량을 체크하고 필요시 도뇨를 시행한다.

22 ③

① 저지방 식이로 섭취한다.

② 알코올 과음이나 자주 마시는 것은 좋지 않다.

④ 너무 뜨겁거나 매운 음식, 짠 음식은 피한다.

⑤ 불에 태우거나 훈제요리는 피한다.

23 ⑤

⑤ 호흡기 순환 상태 유지와 부적절한 폐환기로 인한 변화 방지를 위해 수술 후 기침, 심호흡, 조기이상을 격려한다.

① 눈 수술 시 안압 상승을 방지해야 한다.

② 뇌 수술 시 뇌압 상승을 방지해야 한다.

③ 척추 수술 시 수술부위 충격을 방지해야 한다.

④ 탈장 수술 환자의 수술부위 긴장을 금지한다.

24 ⑤

PLUS TIP 특발성 혈소판 감소성 자반증(ITP)

㉠ 항혈소판 자가항체 형성으로 혈소판 파괴와 수명이 단축되는 자가면역 질환이다.

㉡ 어린이나 젊은 여성에게 호발한다.

㉢ 백혈구와 적혈구 수는 정상이고, 혈소판은 감소한다.

㉣ 응고시간은 정상이며 출혈시간이 연장된다.

25 ④

화상부위를 흐르는 물로 세척하여 화학물질이 제거되도록 해야 한다.

PLUS TIP 화학적 화상

㉠ 화학물질 접촉으로 인해 생기는 화상이다.

㉡ 원인물질 제거가 되지 않으면 이송이나 치료과정에서 피부 부식이나 손상이 일어난다.

㉢ 발생 즉시 흐르는 물을 이용하여 화상부위 세척과 화학물질 제거를 해야 한다.

26 ①

② 피부에 표시된 그림은 지워지지 않도록 주의한다.

③ 처방되지 않은 로션이나 파우더 등을 사용하지 않는다.

④ 치료부위는 물로만 닦고 비누는 사용하지 않는다.

⑤ 치료부위에 직접적으로 햇빛에 노출시키거나 찬바람을 쐬지 않도록 한다.

27 ①

① 심실중격, 왼심실벽 두께가 증가한다.

② 근육에 지방 축적이 증가한다.

③ 쓴맛 감지 기능은 예민해지고 단맛 감지 기능이 둔화된다.

④ 대사율 저하로 인해 체온이 감소한다.

⑤ 질벽이 얇아지고 탄력성은 상실된다.

28 ③

① 수혈 시 오심, 구토, 저혈압 등 수혈 부작용을 사정한다.

② 수혈세트와 16G 바늘을 사용한다.

④ 부작용 의심 시 수혈중단 후 의사에게 알린다.

⑤ 수혈 교환 시 혈액이 조금 남아있을 때 교환하여 공기 색전증을 예방한다.

29 ①

밀봉배액병의 파동이 사라짐은 혈괴나 튜브의 꼬임으로 관이 막힘을 의미한다.

PLUS TIP 흉곽 밀봉배액

㉠ 흉막강 내로부터 공기와 삼출물을 제거하고 음압을 유지시켜 폐를 재팽창시킨다.

㉡ 늑막강 내 공기 유입 방지를 위해 밀봉배액병 관 끝은 물속에 잠겨있어야 한다.

㉢ 흡기 시 배액관 물기둥이 올라가고 호기 시 내려간다.

㉣ 기포 생성 시 공기가 새는 것이므로 즉각적인 조치가 필요하다.

30 ⑤

항히스타민제 부작용으로 어지럼증, 졸림, 변비, 땀 분비 감소 등이 나타난다.

제2회 정답 및 해설

01 직업기초능력평가

1 ⑤

밑줄 친 '늘리고'는 '시간이나 기간이 길어지다.'의 뜻으로 쓰였다.

① 물체의 넓이, 부피 따위를 본디보다 커지게 함을 의미한다.

② 살림이 넉넉해짐을 의미한다.

③ 힘이나 기운, 세력 따위가 이전보다 큰 상태가 됨을 의미한다.

④ 재주나 능력 따위가 나아짐을 의미한다.

2 ②

(나)에 따르면 조사 대상의 84%가 작업 중 스마트폰 사용이 위험하다는 사실을 알고 있다. 따라서 작업 중 스마트폰 사용이 위험하다는 사실을 알지 못하는 것이 산업현장 사고 발생 원인의 하나임을 제시하는 것은 적절하지 않다.

3 ⑤

회신(回信)은 편지, 전신, 전화 따위로 회답을 한다는 의미의 단어로써 괄호 위의 문장에서 전북 불교연합대책위 등 지역불교 단체들은 "코레일 전북본부의 명확한 답변을 받아냈다."는 부분에서 문서(편지) · 전화 · 전신 등의 수단을 통해 답변을 얻었다는 것을 알 수 있으므로 회신(回信)이라는 단어를 유추해 낼 수 있다.

4 ④

④ 결원이 생겼을 때에는 그대로 추가 선발 없이 채용을 마감할 수 있으며, 추가합격자를 선발할 경우 반드시 차순위자를 선발하여야 한다.

① 모든 응시자는 1인 1개 분야만 지원할 수 있다.

② 입사지원서 작성 내용과 다르게 된 결과이므로 취소 처분이 가능하다.

③ 지원자가 채용예정 인원 수와 같거나 미달하더라도 적격자가 없는 경우 선발하지 않을 수 있다.

⑤ 장애인 또는 경력자의 경우 성적순위에도 불구하고 우선 임용될 수 있다.

5 ③

③ 1천만 원 이상의 과태료가 내려지게 되면 공표 조치의 대상이 되나, 모든 공표 조치 대상자들이 과태료를 1천만 원 이상 납부해야 하는 것은 아니다. 예컨대, 최근 3년 내 시정조치 명령을 2회 이상 받은 경우에도 공표 대상에 해당되므로, 과태료 금액에 의한 공표 대상자 자동 포함 이외에도 공표 대상에 포함될 경우가 있게 되어 반드시 1천만 원 이상의 과태료가 공표 대상자에게 부과된다고 볼 수는 없다.

① 행정 처분의 종류를 처분 강도에 따라 구분하였으며, 이에 따라 가장 무거운 조치가 공표인 것으로 판단할 수 있다.

② 제시글의 마지막 부분에서 언급하였듯이 개인정보보호위원회 심의 · 의결을 거쳐야 하므로 행정안전부 장관의 결정이 최종적인 것이라고 단언할 수는 없다.

④ 과태료 또는 과징금 처분 시에 공표 사실을 대상자에게 사전 통보하게 된다.

⑤ 7가지 공표기준의 5번째와 6번째 내용은 반복적이거나 지속적인 위반 행위에 대한 제재를 의미한다고 볼 수 있다.

6 ④

"소득이 늘면서 유행에 목을 매다보니 남보다 한 발 짝이라도 빨리 가고 싶은 욕망이 생기고 그것이 유행의 주기를 앞당기는 것이다."에서 보듯이 유행과 소비자들이 복잡한 욕구가 서로 얽혀 유행 풍조를 앞당기고 있다고 할 수 있다.

7 ①

화기기술이 약한 일본이 네덜란드 상인들로부터 조총을 구입함으로써 전력상 우열관계가 역전되었다는 사실을 알 수 있다. 따라서 ㉠의 앞문단과 서로 반대됨을 나타내는 '그러나'가 적절하다. ㉡ 역시 일본은 화약무기 사용의 전통이 길지 않아 조총만을 사용한 반면에 조선은 화기 사용 전통이 오래되어 육전에서 소형화기가 조총의 성능을 압도하였음을 알 수 있다.

8 ④

㈎, ㈏, ㈐, ㈒는 각각 공단의 사업 활동 영역 중 다음과 같은 분야의 사업 현황과 성과에 대한 기술을 하고 있으나, ㈑는 공단의 사업 활동 영역에 대한 내용이 아닌 미래 도약을 위한 공단의 청사진에 대하여 기술하고 있으므로 ㈑의 내용상의 성격이 나머지와 다르다고 볼 수 있다.
㈎ 능력개발의 사업 현황과 성과
㈏ 능력평가의 사업 현황과 성과
㈐ 외국인 고용 지원의 사업 현황과 성과
㈒ 해외 취업 지원의 사업 현황과 성과

9 ①

제시문 ㉠의 의미는 일정한 표준, 수량, 정도 따위에 이르는 것을 의미한다.
②⑤ 일정한 장소에 다다랐음을 의미한다.
③ 복이나 영화를 한껏 누리는 것을 의미한다.
④ 목적 따위를 이루는 것을 의미한다.

10 ②

㈎ 이러한 경우, 평가대상 기관 항목 아래 '개별기관별 별도 통보함'이라는 문구를 삽입해 주는 것이 바람직하다.
㈏ 연월일의 표시에서는 모든 아라비아 숫자 뒤에 마침표를 쓰는 것이 문서작성 원칙이다.
㈐ 공고문이나 안내문 등에서는 연락처를 기재하는 것이 원칙이다.
㈑ 1번과 2번 항목이 5번 항목의 뒤로 오는 것이 일반적인 순서에 맞고, 읽는 사람이 알고자 하는 사항을 적절한 순서로 작성한 것으로 볼 수 있다.

11 ①

① 전반적으로 수온의 상승이 전망되지만 겨울철 이상기후로 인한 저수온 현상으로 대표적 한 대성 어종인 대구가 남하하게 되어 동해, 경남 진해에서 잡히던 대구가 인천이 아닌 전남 고흥, 여수 등지에서 잡힐 것으로 전망하고 있다.
② 생활환경에 물관리, 건강 부문을 통해 유추할 수 있다.
③ 노후화로 인해 방조제, 항구 등이 범람에 취약해지고, 가뭄과 홍수가 보다 빈번해질 것으로 볼 수 있다.
④ 참치 등 난대성 어종 양식기회가 제공되어 시중의 참치가격이 인하된다고 볼 수 있다. 수온 상승은 하천에 저산소ㆍ무산소 현상을 유발할 수 있다.
⑤ 아열대성 기후로 인한 질병이 증가하나, 이로 인한 말라리아, 뎅기열 등의 예방 접종률이 높아지고 경각심이 고취될 것으로 보는 것이 타당하다.

12 ②

산재보험의 소멸은 명확한 서류나 행정상의 절차를 완료한 시점이 아닌 사업이 사실상 폐지 또는 종료된 시점에 이루어진 것으로 판단하며, 법인의 해산 등기 완료, 폐업신고 또는 보험관계소멸신고 등과는 관계 없다.
① 마지막 부분에 고용보험 해지에 대한 특이사항이 기재되어 있다.
③ '직권소멸'은 적절한 판단에 의해 근로복지공단이 취할 수 있는 소멸 형태이다.

13 ④

③ 두 번째 문단에서 한국은행이 발표한 최근 자료를 활용하여 자신의 논거의 근거로 삼고 있다.

14 ⑤

현재 소비를 포기한 대가로 받는 이자를 더 중요하게 생각한다면, 저축 이자율이 떨어지고 물가 상승률이 증가하는 상황에서 저축을 해야 한다고 조언하지 않을 것이다.

15 ④

甲은 정치적 안정 여부에 대하여 '정당체제가 어떤 권력 구조와 결합하는가에 따라 결정된다. 의원내각제는 양당제와 다당제 모두와 조화되어 정치적 안정을 도모할 수 있는 반면 혼합형과 대통령제의 경우 정당체제가 양당제일 경우에만 정치적으로 안정되는 현상을 보인다.'고 주장하였으므로, 甲의 견해에 근거할 때 정치적으로 가장 불안정할 것으로 예상되는 정치체제는 대통령제이면서 정당체제가 양당제가 아닌 경우이다. 따라서 권력구조는 대통령제를 선택하고 의원들은 비례대표제 방식을 통해 선출하는(→ 대정당과 더불어 군소정당이 존립하는 다당제 형태) D형이 정치적으로 가장 불안정하다.

16 ④

걷잡을 수 없어진 지구 온난화에 적응을 하지 못한 식물들이 한꺼번에 죽어 부패하면 그 속에 가두어져 있는 탄소가 대기로 방출된다고 언급하고 있다. 따라서 생명체가 소멸되면 탄소 순환 고리가 끊길 수 있지만, 대기 중의 탄소가 사라지는 것은 아니다.

17 ⑤

형태가 일정한 물체의 회전 운동 에너지는 회전 속도의 제곱에 정비례하므로 물체의 회전 속도가 2배가 되면 회전 운동 에너지는 4배가 된다.

18 ④

① 돌림힘의 크기는 회전축에서 힘을 가하는 점까지의 거리와 가해 준 힘의 크기의 곱으로 표현된다. 따라서 갑의 돌림힘의 크기는 $1m \times 300N = 300N \cdot m$이고, 을의 돌림힘의 크기는 $2m \times 200N = 400N \cdot m$이다. 따라서 갑의 돌림힘의 크기가 을의 돌림힘의 크기보다 작다.

② 두 돌림힘의 방향이 서로 반대이므로 알짜 돌림힘의 방향은 더 큰 돌림힘의 방향과 같다. 따라서 알짜 돌림힘의 방향의 을의 돌림힘의 방향과 같다.

③ 두 돌림힘의 방향이 반대이지만, 돌림힘의 크기가 다르므로 알짜 돌림힘은 0이 아니고, 돌림힘의 평형도 유지되지 않는다.

⑤ 두 돌림힘의 방향이 서로 반대이면 알짜 돌림힘의 크기는 두 돌림힘의 크기의 차가 되므로 알짜 돌림힘의 크기는 $400 - 300 = 100N \cdot m$이다.

19 ⑤

甲 국장은 전체적인 근로자의 주당 근로시간 자료 중 정규직과 비정규직의 근로시간이 사업장 규모에 따라 어떻게 다른지를 비교하고자 하는 것을 알 수 있다. 따라서 국가별, 연도별 구분 자료보다는 ⑤와 같은 자료가 요청에 부합하는 적절한 자료가 된다.

20 ②

제11조 제2항에 따르면 사용자가 제1항 단서의 사유가 없거나 소멸되었음에도 불구하고 2년을 초과하여 기간제 근로자로 사용하는 경우에는 그 기간제 근로자는 기간의 정함이 없는 근로계약을 체결한 근로자로 본다. 따라서 ②의 경우 기간제 근로자로 볼 수 없다.

① 2년을 초과하지 않는 범위이므로 기간제 근로자로 볼 수 있다.

③ 제11조 제1항 제3호에 따른 기간제 근로자로 볼 수 있다.

④ 제11조 제1항 제1호에 따른 기간제 근로자로 볼 수 있다.

⑤ 제11조 제1항 제2호에 따른 기간제 근로자로 볼 수 있다.

21 ①

ⓒ 자료에서는 서울과 인천의 가구 수를 알 수 없다.
ⓔ 남부가 북부보다 지역난방을 사용하는 비율이 높다.

22 ③

① 2019년과 2020년의 흡연율은 전년에 비해 감소하였다.
② 2014년, 2017년, 2018년만 7배 이상이다.
④ ㉠에 들어갈 수치는 56.3이다.
⑤ 매년 단기 금연계획률은 장기 금연계획률보다 적다.

23 ④

④ 2002년 전년대비 늘어난 연도말 부채잔액은 14,398 − 12,430 = 1,968이고, 전년대비 줄어든 연간 차입액은 4,290 − 3,847 = 443으로 5배를 넘지 않는다.

24 ④

BBB등급 기준보증료율인 1.4%에서 지방기술사업과 벤처기업 중 감면율이 큰 자방기술사업을 적용하면 ㈜서원의 보증료율은 1.1%이다. 보증료의 계산은 보증금액 × 보증료율 × 보증기간/365이므로 ㈜서원의 보증료는 5억 원 × 1.1% × 365/365 = 5,500천 원이다.

25 ①

갑, 을, 병 3개 회사가 보증금액(신규)과 보증기간이 동일하므로 보증료율이 높은 순서대로 정렬하면 된다.
• 갑 보증료율 : 1.4%(BBB등급) − 0.3%p(감면율이 큰 국가유공자기업 적용) + 0.3%p(고액보증기업 나 + 장기이용기업 가) = 1.4%
• 을 보증료율 : 1.5%(B등급) − 0.2%(벤처·이노비즈기업 중복적용 안 됨) + 0.0%p(장기이용기업 다에 해당하지만 경영개선지원기업으로 가산요율 적용 안 함) = 1.3%
• 병 보증료율 : 1.5%(B등급) − 0.3%p(감면율이 큰 장애인기업 적용) + 0.0%p(가산사유 해당 없음) = 1.2%
따라서 보증료율이 높은 순서인 갑 − 을 − 병 순으로 보증료가 높다.

26 ④

최종 선발 인원이 500명인데 사회적 약자 집단이 3% 포함되어 있으므로 500 × 0.03 = 15명이 별도로 뽑힌 사회적 약자 집단이 된다. 따라서 485명이 4차 최종 면접을 통과한 인원이 된다.
4차 면접 통과 인원이 485명이 되기 위해서는 3차 인적성 테스트에서 485 × 1.5 = 728명이 뽑힌 것이 되며, 2차 필기시험에서는 728 × 3 = 2,184명이, 1차 서류전형에서는 2,184 × 3 = 6,552명이 선발되었음을 알 수 있다. 1차 서류전형 통과 인원인 6,552명은 총 응시자의 45%에 해당하는 수치이므로, 총 응시자 수는 6,552 ÷ 0.45 = 14,560명이 된다.

27 ④

전월의 A제품 판매량을 x, B제품의 판매량을 y라 하면 $x + y = 3,800$이고, 총 판매액은 $2,000x + 1,500y$원이 된다. 올해 A제품의 판매량은 $1.1x$, B제품의 판매량은 $0.8y$이므로 총 판매액은 $2,200x + 1,200y = 1.05(2,000x + 1,500y)$가 된다.
이를 풀면 $100x = 375y$가 되어 결국 $x = 3.75y$가 된다. $x + y = 3,800$이므로, $4.75y = 3,800$이 되어 $y = 800$, $x = 3,000$이 된다.
따라서 당월 A제품 판매량은 3,300개, B제품 판매량은 640개가 되므로 A제품은 B제품보다 $3,300 - 640 = 2,660$개 더 많이 판매한 것이 된다.

28 ⑤

⑤ 김원근 : 2,670만 원 + (3억 원 × 0.5%) = 2,820만 원
① 김유진 : 3억 5천만 원 × 0.9% = 315만 원
② 이영희 : 12억 원 × 0.9% = 1,080만 원
③ 심현우 : 1,170만 원 + (32억 8천만 원 − 15억 원) × 0.6% = 2,238만 원
④ 이동훈 : 18억 1천만 원 × 0.9% = 1,629만 원

29 ③

ㄱ 1804년 가구당 인구수는 $\dfrac{68,930}{8,670}$ = 약 7.95이고,

1867년 가구당 인구수는 $\dfrac{144,140}{27,360}$ = 약 5.26이므로

1804년 대비 1867년의 가구당 인구수는 감소하였다.

ㄴ 1765년 상민가구 수는 7,210 × 0.57 = 4109.7이고, 1804년 양반가구 수는 8,670 × 0.53 = 4595.1로, 1765년 상민가구 수는 1804년 양반가구 수보다 적다.

ㄷ 1804년의 노비가구 수는 8,670 × 0.01 = 86.7로 1765년의 노비가구 수인 7,210 × 0.02 = 144.2보다 적고, 1867년의 노비가구 수인 27,360 × 0.005 = 136.8보다도 적다.

ㄹ 1729년 대비 1765년에 상민가구 구성비는 59.0%에서 57.0%로 감소하였다.
상민가구 수는 1,480 × 0.59 = 873.2에서 7,210 × 0.57 = 4109.7로 증가하였다.

30 ⑤

직원	평점합	순위	산정금액
경운	23	3	200만 원 × 130% = 260만 원
혜민	26	1	200만 원 × 150% = 300만 원
허윤	22	4	500만 원 × 80% = 400만 원
성민	17	6	400만 원 × 100% = 400만 원
세훈	25	2	500만 원 × 150% = 750만 원
정아	21	5	400만 원 × 100% = 400만 원

가장 많은 금액은 750만 원이고 가장 적은 금액은 260만 원으로 금액 차이는 490만 원이다.

31 ①

제시된 네 개의 명제의 대우명제를 정리하면 다음과 같다.

ㄱ → 乙 지역이 1급 상수원이면 甲 지역은 1급 상수원이 아니다.

ㄴ → 乙 지역이 1급 상수원이 아니면 丙 지역도 1급 상수원이 아니다.

ㄷ → 甲 지역이 1급 상수원이 아니면 丁 지역도 1급 상수원이 아니다.

ㄹ → 戊 지역이 1급 상수원이면 丙 지역은 1급 상수원이다.

戊 지역이 1급 상수원임을 기준으로 원래의 명제와 대우명제를 함께 정리하면 '戊 지역 → 丙 지역 → 乙 지역 → ~甲 지역 → ~丁 지역'의 관계가 성립하게 되고, 이것의 대우인 '丁 지역 → 甲 지역 → ~乙 지역 → ~丙 지역 → ~戊 지역'도 성립한다. 따라서 甲 지역이 1급 상수원이면 丙 지역은 1급 상수원이 아니므로 ①은 거짓이다.

32 ④

이런 유형은 문제에서 제시한 상황, 즉 1명이 당직을 서는 상황을 각각 설정하여 1명만 진실이 되고 3명은 거짓말이 되는 경우를 확인하는 방식의 풀이가 유용하다. 각각의 경우, 다음과 같은 논리가 성립한다.
고 대리가 당직을 선다면, 진실을 말한 사람은 윤 대리와 염 사원이 된다.

• 윤 대리가 당직을 선다면, 진실을 말한 사람은 고 대리, 염 사원, 서 사원이 된다.

• 염 사원이 당직을 선다면, 진실을 말한 사람은 윤 대리가 된다.

• 서 사원이 당직을 선다면, 진실을 말한 사람은 윤 대리와 염 사원이 된다.

따라서 진실을 말한 사람이 1명이 되는 경우는 염 사원이 당직을 서고 윤 대리가 진실을 말하는 경우가 된다.

33 ③

〈보기〉에 주어진 조건대로 고정된 순서를 정리하면 다음과 같다.

- B 차장 > A 부장
- C 과장 > D 대리
- E 대리 > ? > ? > C 과장

따라서 E 대리 > ? > ? > C 과장 > D 대리의 순서가 성립되며, 이 상태에서 경우의 수를 따져보면 다음과 같다.

㉠ B 차장이 첫 번째인 경우라면, 세 번째와 네 번째는 A 부장과 F 사원(또는 F 사원과 A 부장)이 된다.
   - B 차장 > E 대리 > A 부장 > F 사원 > C 과장 > D 대리
   - B 차장 > E 대리 > F 사원 > A 부장 > C 과장 > D 대리

㉡ B 차장이 세 번째인 경우는 E 대리의 바로 다음인 경우와 C 과장의 바로 앞인 두 가지의 경우가 있을 수 있다.
   - E 대리의 바로 다음인 경우 : F 사원 > E 대리 > B 차장 > A 부장 > C 과장 > D 대리
   - C 과장의 바로 앞인 경우 : E 대리 > F 사원 > B 차장 > C 과장 > D 대리 > A 부장

따라서 위에서 정리된 바와 같이 가능한 네 가지의 경우에서 두 번째로 사회봉사활동을 갈 수 있는 사람은 E 대리와 F 사원 밖에 없다.

34 ④

결과를 유심히 보면 주연이가 가장 많이 낸 바위 9번이 힌트가 됨을 알 수 있다. 무승부가 없으므로 주연이가 바위를 9번 내는 동안 나영이는 가위 5번과 보 4번을 낸 것이 된다. 이 경우 나영이가 가위를 낸 5번은 주연이가 승리하고, 나영이가 보를 낸 4번은 나영이가 승리한다. 나영이가 바위를 6번 낼 때 주연이는 가위 2번과 보 4번을 낸 것이 되는데, 이 경우 주연이가 가위를 낸 2번은 나영이가 승리하고 주연이가 보를 낸 4번은 주연이가 승리하게 된다.

구분	1	2	3	4	5	6	7	8	9	10	11	12	13	14	15
주연	✊	✊	✊	✊	✊	✊	✊	✊	✊	✌	✌	✋	✋	✋	✋
나영	✌	✌	✌	✌	✌	✋	✋	✋	✋	✊	✊	✊	✊	✊	✊

따라서 총 15번 중 주연이가 승리한 게임은 5 + 4 = 9번이고, 나영이가 승리한 게임은 4 + 2 = 6번이다. 즉, 주연의 9승 6패 또는 나영의 6승 9패가 됨을 알 수 있다.

35 ③

구분	1	2	3	4	5	6	7	8	9	10	11	12	13	14	15
주연	✊	✊	✊	✊	✊	✊	✊	✊	✊	✌	✌	✋	✋	✋	✋
나영	✌	✌	✌	✌	✌	✋	✋	✋	✋	✊	✊	✊	✊	✊	✊

나영이가 가위를 낸 5번은 모두 패하였으므로 이 중 2번이 보로 바뀔 경우 나영이의 승수가 2번 추가되어 8승 7패로 주연을 누르고 최종 승자가 된다.

① 주연의 바위가 보로 바뀌면 1승→1패(1 ~ 5번 게임) 또는 1패→무승부(6 ~ 7번 게임)로 바뀌는 두 가지 경우가 생긴다. 나영의 보가 바위로 바뀌면 1승→무승부(6 ~ 9번 게임)가 된다. 따라서 1패→무승부, 1승→무승부의 조합이 되는 경우 주연은 9승 6패에서 8승 2무 5패가, 나영은 6승 9패에서 5승 2무 8패가 되어 최종 승자와 패자가 뒤바뀌지 않는다.

② 주연의 바위가 가위로 바뀌면 1승→무승부(1 ~ 5번 게임) 또는 1패→1승(6 ~ 7번 게임)으로 바뀌는 두 가지 경우가 생긴다. 나영의 바위가 가위로 바뀌면 1승→무승부(10 ~ 11번 게임) 또는 1패→1승(12 ~ 15번 게임)으로 바뀌는 두 가지 경우가 생긴다. 나영이에게 가장 유리한 결과로 주연은 1승→무승부, 나영은 1패→1승의 조합이 되더라도 둘 다 7승 1무 7패로 최종 승자와 패자가 뒤바뀌지는 않는다.

④ 나영이 바위를 내서 패한 게임(12 ~ 15번 게임)에서 가위로 2번 바뀔 경우 2승이 추가되어 최종 승자가 되지만 나영이 바위를 내서 승리한 게임(10 ~ 11번 게임)에서 가위로 2번 바뀔 경우 2무승부가 되어 최종 승자와 패자는 뒤바뀌지 않는다.

⑤ 주연의 가위 2번이 보로 바뀔 경우 주연이의 2승이 추가되어 최종 승자와 패자가 뒤바뀌지는 않는다.

36 ④

수소를 제조하는 시술에는 화석연료를 열분해·가스화 하는 방법과 원자력에너지를 이용하여 물을 열화학분해하는 방법, 재생에너지를 이용하여 물을 전기분해하는 방법, 그리고 유기성 폐기물에서 얻는 방법 등 네 가지 방법이 있다.

37 ①

각각의 프로그램이 받을 점수를 계산하면 다음과 같다.

분야	프로그램명	점수
미술	내 손으로 만드는 철로	$\{(26 \times 3) + (32 \times 2)\} = 142$
인문	세상을 바꾼 생각들	$\{(31 \times 3) + (18 \times 2)\} = 129$
무용	스스로 창작	$\{(37 \times 3) + (25 \times 2)\}$ + 가산점 $30\% = 209.3$
인문	역사랑 놀자	$\{(36 \times 3) + (28 \times 2)\} = 164$
음악	연주하는 사무실	$\{(34 \times 3) + (34 \times 2)\}$ + 가산점 $30\% = 221$
연극	연출노트	$\{(32 \times 3) + (30 \times 2)\}$ + 가산점 $30\% = 202.8$
미술	예술캠프	$\{(40 \times 3) + (25 \times 2)\} = 170$

따라서 가장 높은 점수를 받은 연주하는 사무실이 최종 선정된다.

38 ④

④ 모든 조건을 고려했을 때 예약 가능한 연회장은 6일 블루, 7일 골드, 13일 블루, 14일 블루 또는 골드이다.
① 총 인원이 250명이므로 블루 연회장과 골드 연회장이 적합하다.
② 송년의 밤 행사이니 저녁 시간대에 진행되어야 한다.
③ 평일인 4 ~ 5일과 11 ~ 12일은 업무 종료 시간이나 연회부의 동 시간대 투입 인력 조건 등 제한으로 예약이 불가능하다.
⑤ 5일에 실버 연회장 예약이 취소된다면 블루 연회장으로 예약이 가능하다.

39 ①

신입사원 오리엔테이션 당시 다섯 명의 자리 배치는 다음과 같다.

김 사원	이 사원	박 사원	정 사원	최 사원

확정되지 않은 자리를 SB(somebody)라고 할 때, D에 따라 가능한 경우는 다음의 4가지이다.

㉠
이 사원	SB 1	SB 2	정 사원	SB 3

㉡
SB 1	이 사원	SB 2	SB 3	정 사원

㉢
정 사원	SB 1	SB 2	이 사원	SB 3

㉣
SB 1	정 사원	SB 2	SB 3	이 사원

이 중 ㉠, ㉡은 B에 따라 불가능하므로, ㉢, ㉣의 경우만 남는다. 여기서 C에 따라 김 사원과 박 사원 사이에는 1명이 앉아 있어야 하므로 ㉢의 SB 2, SB 3과 ㉣의 SB 1, SB 2가 김 사원과 박 사원의 자리이다. 그런데 B에 따라 김 사원은 ㉣의 SB 1에 앉을 수 없고 박 사원은 ㉢, ㉣의 SB 2에 앉을 수 없으므로 다음의 2가지 경우가 생긴다.

㉢
정 사원	SB 1 (최 사원)	김 사원	이 사원	박 사원

㉣
박 사원	정 사원	김 사원	SB 3 (최 사원)	이 사원

따라서 어떤 경우에도 바로 옆에 앉는 두 사람은 김 사원과 최 사원이다.

40 ④

㉠ P와 Q는 시중의 무선 이어폰보다 높은 음질을 가졌다고 하였으므로 두 무선 이어폰의 음질은 같다.
㉡ 무선 충전이 가능한 무선 이어폰은 A사에서 밖에 제작 되지 않는다고 하였지만, A사에서 나오는 다른 무선 이어폰 중 P제품 외에 무선 충전이 가능한 다른 무선 이어폰이 있을 수 있다.
㉢ Q는 '여러 종류의 케이스를 갈아 끼울 수 있고'를 통해 다양한 케이스를 사용할 수 있음을 알 수 있다.
㉣ '모든 무선 이어폰보다 가볍지는 않다.'고 하였으므로 P보다 가벼운 무선 이어폰이 존재한다.
㉤ P와 Q는 모두 A사에서 출시되었다.
㉥ Q는 '타사 휴대폰과의 연동에 문제없다.'고 하였으므로 자사 휴대폰뿐만 아니라 타사 휴대폰에도 사용할 수 있다.

41 ③

①②④ 정보주체의 동의를 얻은 경우 개인정보 수집 및 수집 목적 범위 내에서 이용이 가능하다.
⑤ 환자가 14세 미만인 경우는 법정 대리인의 동의를 받고 개인정보를 수집한다.

42 ④

PLUS TIP 간호사와 의사의 갈등 요인

㉠ 간호사와 의사 간 관계에 대한 역사적 유산
㉡ 간호의 전문적 이념
㉢ 간호실무영역의 확장
㉣ 간호사와 의사 간 사회·경제·교육적 거리감

43 ⑤

의사결정을 할 수 없는 무의식 환자는 환자를 가장 잘 대변할 수 있는 사람의 의견을 존중해 의사결정을 내린다.

44 ②

PLUS TIP 전단적 의료

㉠ 어떤 위험성이 있는 의료행위를 실시함에 있어 환자로부터 동의를 받지 않고 행위를 시행하는 것이다.
㉡ 환자가 스스로 의사를 표시할 수 없고 주위에 결정을 대신해 줄 수 있는 법정 대리인이 없는 응급상황 등에서 시행한다.

45 ⑤

임상실험은 전문가에 의해서 진행해야 되며, 환자는 충분한 설명을 들은 후 자발적으로 동의해야 한다. 윤리적으로 실험을 진행하며 실험의 결과가 확실한 유용성을 가지고 있어야 한다. 신체에 위해를 가할 수 있는 부작용의 가능성이 크다면 시험을 중단해야 하며, 어떠한 경우에서든 환자의 동의를 얻기 위한 금전적인 거래를 하면 안 된다.

46 ③

제시된 상황은 환자의 자율성을 무시하고 선을 행하기 위한 온정적 간섭주의 상황이다.
③ 온정적 간섭주의 : 환자의 의사표현에 상관없이 선을 실현하기 위함이다. 환자의 이득과 손실의 균형이 필요하다.
① 대리 판단 표준 : 환자가 현재 의사표현이 없는 환자가 의사표현이 가능할 때 무엇을 원할지 생각하여 결정을 내리는 것이다.
② 악행금지의 원칙 : 타인에게 고의적으로 해를 입히거나 해를 입힐 수 있는 위험을 초래하는 행위를 금지하는 것이다.
③ 온정적 간섭주의로 얻는 환자의 이득이 위험을 능가해야 한다. 선행의 원칙에 따라 해를 입히지 않거나 예방하기 위해서는 어느 정도의 위험이 있기에 이득과 손실의 균형이 필요하다.
④ 선행의 원칙 : 온정적 간섭주의에 근거하여 적극적으로 선을 실천하기 위해 환자의 자율성을 무시하는 경우이다.

47 ⑤

병원윤리위원회는 예산 문제를 다루지 않는다. 병원윤리위원회는 병원 직원과 교육생들의 윤리 교육을 실시하며, 윤리적 문제가 발생할 경우 사례 분석을 통한 문제해결을 진행한다. 또한, 윤리적 의사결정을 위한 절차 확립 등 병원 정책 및 규범의 윤리적 검토를 실시한다.

48 ①

'최선을 다해 끝까지 간호하는 것'은 성실의 규칙에 해당 된다.
② 공리주의 : 최소의 비용으로 최대의 효과를 이끌어 내는 행위를 선택하는 것이다.
③ 유용성의 원칙 : 공리주의 원리로 행위가 행복을 증진할 때 옳으며, 불행을 초래할 경우 그릇된 것이다.
④ 정의의 원칙 : 공평한 분배로 의료자원이 한정되었을 경우 환자를 선택하는 기준(장기이식) 등의 문제에 다루어진다.
⑤ 자율성 존중의 원칙 : 타인의 자기 결정권을 존중하는 원칙으로 안락사, 임신중절 문제 등에서 다루어진다.

49 ①

윤리적인 장기이식을 위해서는 의학적 필요성(시급의 정도), 의학적 예후(조직적합성, 연령, 합병증 유무 등), 장기 요청의 선착 순위 등을 결정 요인으로 고려한다. 장기이식을 목적으로 안락사를 고려하진 않는다. 대한의사협회 윤리지침에 따르면 장기이식 순서 기준은 받아야 하는 절박성, 장기 기능회복의 정도, 삶의 질 개선 정도 등에 관한 의학적 판단을 우선하여 장기 등 이식에 관한 법률이 정하는 바에 따라 그 장기 이식 순서를 결정해야 한다.

50 ④

④ 간호윤리강령은 간호업무를 수행하며 마주하는 윤리적 문제에 대한 해결방법을 제시할 수는 없다. 하지만, 최소한의 지침 제공을 통해 체계적인 문제접근이 가능하도록 도와준다.
①② 윤리강령은 최소한의 방향성을 제공하여 체계적인 문제 접근을 돕는다.
③ 윤리강령은 법적인 책임 소재를 부여할 수 없다. 다만, 법에 대한 인식을 통한 윤리적 문제해결을 도울 수는 있다.
⑤ 간호윤리강령은 간호 현장에서 실제적인 지침이 될 수 있다. 이에 따른 간호사의 윤리적 행위에 따라 환자의 존엄성이 증진될 수 있지만 궁극적인 이유로 보기에는 어렵다.

1 ④

①② 머리를 뒤로 하고 눈은 위를 보게 한다.
③⑤ 점적 후에는 내안각을 눌러주며 약물이 신장으로 흘러나가지 않고 안구에 머물 수 있도록 한다.

2 ②

② 호중구 확인 후 절대호중구수를 계산하여 면역상태를 평가한다.

PLUS TIP 호중구감소증

㉠ 백혈구의 분류 : 보면 호중구, 호산구, 호염기구, 림프구 등으로 나뉘어져 있다. 그중 세균과 싸우는 호중구는 골수에서 만들어지며 백혈구의 60 ~ 70%를 차지한다.
㉡ 호중구감소증 : 말초혈액 백혈구 중 호중구가 1,500 개/㎕ 이하 이다.
㉢ 무과립구증 : 말초혈액 백혈구 중 호중구가 500개/㎕ 이하이다.
㉣ 호중구 500개/㎕ 이하이면 중증 감염 빈도가 높아진다.

3 ②

류마티스 관절염의 약물요법 중 스테로이드 투여는 염증제거의 목적을 가진다.

PLUS TIP 류마티스 관절염 약물요법

㉠ NSAIDs : 통증경감
㉡ 스테로이드 : 염증제거

4 ③

① 억제대 자체가 낙상 예방이 되지 않고 억제대 사용으로 인한 심한 손상을 초래한다.
② 만약의 상황을 대비하여 두꺼운 카펫을 움직이지 않도록 고정하여 깔아둔다.
④ 침상에 있는 동안은 항상 침상 난간을 올린다.
⑤ 객관적 사정 척도를 사용하여 낙상 고위험군 사정을 한다.

5 ①

장기간의 부동은 혈청 내 칼슘 수치를 상승시킨다. 이는 조기이상으로 예방할 수 있다.

6 ⑤

감염치료를 위해 항생제를 투여할 수 있도록 한다.

7 ④

①②⑤ 수액을 공급하고 Corticosteroid를 투여한다.
③ 스트레스 환경 대처능력이 떨어지므로 활동량 증가보다 휴식을 취하는 것이 중요하다.

PLUS TIP 부신피질 기능 저하증

㉠ 에디슨 위기(Addison Crisis)
　• 부신피질 기능이 저하 시 나타나는 질병이다.
　• 면역억제, 당신생 저하, 카테콜라민 작용 소실, 빈맥, 탈모, 불안, 우울, 탈수 체온감소 등의 증상이 나타난다.
㉡ 정기적으로 활력징후, 섭취량, 배설량, 체중을 측정한다.
㉢ 휴식을 취하며 스트레스 환경 노출을 감소시키고 감염 노출을 예방한다.
㉣ 수액공급을 하고 Corticosteroid를 투여한다.

8 ①

② 당과 단백은 미검출 된다.
③ 하루 배설량은 1.2 ～ 1.8L 이다.
④ 색은 미색이거나 호박색이며 투명하다.
⑤ 크레아티닌 청소율은 60 ～ 120mL/min이 정상이다.

PLUS TIP 정상 소변의 특성

㉠ 산도 : 4.6
㉡ 비중 : 1.005 ～ 1.025
㉢ 당, 케톤, 단백질, 빌리루빈, 세균 : 미검출
㉣ 적혈구 : 0 ～ 3
㉤ 백혈구 : 0 ～ 4
㉥ 1회 배설량 : 400ml

9 ①

② 고지방식이 섭취
③ 초경연령이 이른 사람
④ 완경연령이 늦은 사람
⑤ 임신 경험이 없는 사람

PLUS TIP 유방암 위험 요인

㉠ 유전
㉡ 50세 이상
㉢ 빠른 초경, 늦은 완경
㉣ 30세 이후 초산
㉤ 임신경험이 없는 사람, 수유 경험이 없는 사람
㉥ 고지방식이 섭취, 비만
㉦ 완경기 호르몬 요법 등

10 ⑤

⑤ Blanching Test : 석고붕대를 적용중인 사지의 손톱이나 발톱을 손으로 누른 후 떼면 소실되었던 색깔이 금방 정상으로 돌아오는 지 확인하는 검사로 혈액순환이 잘 되고 있는지 사정할 수 있다.
① Tinel Sign : 수근관증후군의 징후로 손목 부위 정중신경을 가볍게 두드리면 3개 반 정도의 손가락에 저림감이 유발된다.
② Allen Sign : ABGA 시행 전 상지 혈류 흐름을 측정하는 검사로 요골동맥이 막혔을 때 척골동맥 순환이 적절한지 알아본다.
③ Phalen Test : 수근관증후군 진단 검사로 손목을 90도 구부린 상태에서 양 손등을 마주하면 1분 정도 후 무감각이나 통증이 발생한다.
④ Homan's Sign : 혈전성 정맥염의 징후로 누워서 다리를 들고 발을 배굴 했을 때 장딴지 근육에 통증이 발생한다.

11 ④

① 통 목욕보다 샤워를 권장한다.
② 하루 3L 이상 충분한 수분을 공급한다.
③ 신 손상으로 인한 고혈압을 조절한다.
⑤ 증상이 완화되어도 추후관리가 필요하기 때문에 적절한 항생제가 투여되어야 한다.

12 ③

① 고장액을 사용한다.
② 투석 시행 전 체중을 측정한다.
④ 투석액 투입 중에는 반좌위를 유지하고, 투입 후는 좌우로 돌려 눕힌다.
⑤ 복막투석을 위한 도관 삽입 시 상처치유를 위해 5 ～ 7일 이후 사용 가능하다.

13 ⑤

① 인슐린은 이자의 랑게르한스섬 베타세포에서 분비
②④ 옥시토신, 항이뇨 호르몬은 뇌하수체 후엽 호르몬
③ 에피네프린은 부신수질에서 분비된다.

14 ⑤

① 저자극성 비누를 사용한다.
② 서늘한 붕산수로로 습포를 적용한다.
③ 조이는 의복 착용을 금한다.
④ 완경으로 인한 점막 건조에는 에스트로겐을 투여한다.

PLUS TIP **외음부 소양증 환자 간호**

㉠ 항문과 질의 청결을 유지한다.
㉡ 서늘한 붕산수로로 습포를 적용한다.
㉢ 완경으로 인한 점막 건조에는 에스트로겐을 알레르기로 인한 소양증에는 항히스타민제를 투여한다.
㉣ 저자극성 비누를 사용한다.
㉤ 조이는 의복은 착용하지 않는다.

15 ①

복막염일 경우 병변부위 반동 압통이 심하고 근육이 강직된다.

PLUS TIP **복막염 증상**

㉠ 반동압통과 근육강직
㉡ 배부분 팽만과 마비성 장폐색
㉢ 미열, 구역, 구토
㉣ 창자소리(-)

16 ③

PLUS TIP **위절제술 비위관 삽입**

㉠ 위 내용물을 제거하고 봉합선의 압력을 감소하여 위문부 경련을 감소한다.
㉡ 수술 후 연동운동 감소로 인해 가스와 체액이 축적되어 생기는 압력을 완화하기 위해 삽입한다.
㉢ 장 운동이 정상으로 회복될 때 제거한다.

17 ①

① SGOT, SGPT 수치가 상승한다.
②⑤ 휴식을 취하거나 니트로글리세린 투여에도 통증이 지속된다.
③ WBC 수치가 증가한다.
④ 30분 이상 지속되는 통증이 있다.

18 ②

심실박동수는 감소한다.

PLUS TIP **Digitalis 작용**

㉠ 심근 수축력 강화
㉡ 심박출량 증가
㉢ 심박동수 감소
㉣ 교감신경 긴장도 증가
㉤ 미주신경 흥분도 증가

19 ③

①④ 치열의 원인이다.
②⑤ 항문 – 직장 농양의 원인이다.

PLUS TIP **치질의 원인**

㉠ 복부내압, 항문의 정맥압 상승
㉡ 변비, 설사, 울혈성 심부전, 비만, 임신, 문맥성 고혈압, 오래 서있는 직업 등

20 ②

판막수술 후 증가하는 전신 색전증의 위험을 관찰한다.

PLUS TIP 판막 수술 후 간호

㉠ 수술 후 전신 색전증 위험이 증가한다.

㉡ 말초맥박을 사정하여 색전증 생성여부를 관찰한다.

㉢ 색전증 감소를 위한 항응고 요법을 적용한다.

㉣ 항응고 요법으로 Wafarin을 투여한다.

21 ⑤

기도확보를 위해 측위를 취하거나 고개를 옆으로 돌려준다.

PLUS TIP 간질환자 간호

㉠ 기도유지와 손상예방이 중요하다.

㉡ 경련 동안 억제대로 환자를 묶지 않는다.

㉢ 의복을 느슨하게 풀고 측위를 취해 분비물 흡인을 막는다.

㉣ 이미 경련이 시작된 이후에는 입을 억지로 벌리지 않는다.

㉤ 주변의 위험한 물건을 치운다.

22 ④

① 피막이 거의 존재하지 않는다.

② 증식 속도가 빠르다.

③ 병변의 경계가 불분명하다.

⑤ 근치적 절제술을 시행한다.

PLUS TIP 악성 종양

㉠ 대부분 미분화된 세포이다.

㉡ 빠른 세포 분열로 성장 속도가 빠르다.

㉢ 충분하지 못한 세포질 성장으로 핵이 비교적 크다.

㉣ 피막은 거의 존재하지 않으며 주의 조직으로의 침윤이나 전이가 쉽게 일어난다.

㉤ 정확한 암부위의 절제 어려움으로 근치적 절제술을 시행한다.

23 ①

① 식전 2시간, 식후 즉시에는 시행하지 않는다.

② 폐암, 골절, 전이성질환 환자는 금한다.

③ 체위배액 중 기침을 하게 하여 객담 배출을 돕는다.

④⑤ 불편감을 호소하지 않는다면 정확한 자세를 취한 후 5분간 자세를 유지한다.

24 ①

①②④⑤ 손상된 쪽이 아래를 향하도록 측위로 눕혀 기도개방을 유지한다.

③ 목이 굴곡 되지 않도록 하고 머리를 상승시킨다.

25 ①

항암제 누출 시 빨리 바늘을 제거해 항암제가 더 이상 피부로 들어가는 것을 막는다. 또, 정맥염 발생 시 마사지 하지 않고 냉찜질을 적용해 준다.

26 ⑤

⑤ 물을 마셔 희석시킨 후 신속하게 응급실을 내원하여 위세척 및 흡인이 시행되어야 한다.

①②③④ 다시 구토하거나 소다, 식초 등의 섭취는 초가 손상을 입힐 가능성이 있다.

27 ⑤

① 다리를 상승시킨다.

② 순환혈액량을 보충한다.

③ 체온은 정상범위로 유지한다.

④ 소변배설량 정상수치 시간당 50 ~ 60ml이 유지되도록 한다.

28 ①

알코올은 Levodopa 효과에 길항작용을 한다.

② 단백질은 Levodopa 흡수를 억제한다.

③⑤ 비타민 B6나 안정제는 Levodopa 효과를 감소시킨다.

④ 금식 중에도 소량의 물과 함께 복용한다.

29 ⑤

①③ 출혈과 범혈구감소증은 재생불량성 빈혈의 증상이다.

② 성장장애는 겸상 적혈구성 빈혈의 증상이다.

④ Schilling Test 양성반응은 거대적아구성 빈혈의 특징이다.

PLUS TIP 빈혈(Anemia)

㉠ 용혈성 빈혈
- 적혈구의 조기파괴로 나타난다.
- 정상적혈구성, 정상 혈색소성 빈혈이다.
- 발열, 황달, 간 – 비장 비대, 급성콩팥기능 상실이 발생한다.

㉡ 철결핍성 빈혈
- 헤모글로빈 수치와 적혈구 감소가 특징이다.
- 어지럼증, 얕은 호흡, 창백, 고상지두, 이식증의 증상이 나타난다.

㉢ 재생불량성 빈혈
- 골수에 적혈수 전구체 부족으로 생기는 빈혈이다.
- 정상적혈구성, 정상 혈색소성 빈혈이다.
- 허약하고 창백하며 출혈경향, 감염증상이 나타나며 예후가 매우 나쁘다.

㉣ 겸상 적혈구성 빈혈
- 낫 모양 적혈구로 인해 국소조직 저산소증이 나타난다.
- 유전적, 비정상 혈색소성 빈혈이다.
- 성장장애와 감염의 증가, 저산소증, 만성 과빌리루빈 혈증이 발생한다.

㉤ 거대적아구성 빈혈
- 적혈구 전구체 형태 이상으로 완전히 성숙하지 못하여 빈혈이 발생한다.
- 적혈구가 크고 비정상이다.
- 골수에서 혈액으로 가는 혈구의 양이 적은 범혈구 감소증이 나타난다.
- Schilling Test에서 양성반응이 나타난다.

30 ④

7.35보다 낮은 pH, 정상치보다 높은 $PaCO_2$, 정상 범위의 HCO_3^-로 호흡성 산독증이다. 호흡성 산독증 환자 간호중재 시 환자에게 Pursed lip breathing을 교육하여 호흡조절 하도록 한다.

② 수분섭취를 증가시킨다.

③ 복식호흡을 통해 가로막 사용을 회복할 수 있도록 한다.

⑤ 비강 캐뉼라를 통해 낮은 농도의 산소를 공급한다.

PLUS TIP 동맥혈 가스분석 결과 정상치

㉠ pH : 7.35 ~ 7.45

㉡ PaO_2 : 80 ~ 100mmHg

㉢ $PaCO_2$: 35 ~ 45mmHg

㉣ HCO_3^- : 22 ~ 26mmHg

제3회 정답 및 해설

---

01 직업기초능력평가

1 ④

제시문 속 ㉠은 '손'과 함께 쓰일 때, 검사하거나 살펴본다는 의미를 가진다.
① 마음에 거리끼거나 꺼리는 것이 있다는 의미이다.
② 사람을 대함에 있어 거리낌이 없다는 의미이다.
③ 어떤 과정이나 단계를 겪거나 밟는다는 의미이다.
⑤ 오가는 도중에 어디를 지나거나 들른다는 의미이다.

2 ⑤

㉠의 앞 문장에서 '군주제와 귀족제는 대의 제도에 부합하는…'라고 하고, ㉠의 뒤 문장에서 '민주제에서는 대의 제도가 실현되기 어렵다'라고 하여 앞, 뒤의 내용이 반대되는 내용이다. 따라서 ㉠은 '그러나'가 적절하다. ㉡의 앞 문장은 '통치자의 수가 적을수록 … 그 국가의 정부는 공화정에 접근할 수 있다'이고, ㉡의 뒤 문장에서 '점진적 개혁에 의해 공화정에 근접할 것으로 기대할 수도 있다'라고 하여 병렬적으로 문장이 구성되었다. 따라서 ㉡은 '그리고'가 적절하다.

3 ①

① **침강(沈降)**: 밑으로 가라앉음을 이르는 말이다.
② **침식(侵蝕)**: 외부의 영향으로 세력이나 범위 따위가 점점 줄어듦을 이르는 말이다.
③ **침체(沈滯)**: 어떤 현상이나 사물이 진전하지 못하고 제자리에 머무름 을 이르는 말이다.
④ **침범(侵犯)**: 남의 영토나 권리, 재산, 신분 따위를 침노하여 범하거나 해를 끼침을 이르는 말이다.
⑤ **침해(侵害)**: 침범하여 해를 끼침을 이르는 말이다.

4 ③

제1조에 을(乙)은 갑(甲)에게 계약금 → 중도금 → 잔금 순으로 지불하도록 규정되어 있다.
① 제1조에 중도금은 지불일이 정해져 있으나, 제5조에 '중도금 약정이 없는 경우'가 있을 수 있음이 명시되어 있다.
② 제4조에 명시되어 있다.
④ 제5조의 규정으로, 을(乙)이 갑(甲)에게 중도금을 지불하기 전까지는 을(乙), 갑(甲) 중 어느 일방이 본 계약을 해제할 수 있다. 단, 중도금 약정이 없는 경우에는 잔금 지불하기 전까지 계약을 해제할 수 있다.
⑤ 제6조에 명시되어 있다.

5 ⑤

(가), (나), (다)는 설화 속에서 다양한 성격으로 등장하는 호랑이 모습을 예를 들어 설명하고 있다.
① 분석
② 과정
③ 정의
④ 인과

6 ③

㉢ 지난 3년간 축제 참여 현황을 통해 나타난 사실에 대한 언급이다.
㉠㉡㉣㉤ 화자의 생각이자 예측으로, 사실보다는 의견으로 구분할 수 있다.

7 ⑤

빅데이터는 데이터의 양이 매우 많을뿐 아니라 데이터의 복잡성이 매우 높다. 데이터의 복잡성이 높으면 다양한 파생 정보를 끌어낼 수 있다. 즉, 빅데이터에서는 파생 정보를 얻을 수 있다.

8 ②

루소는 인지(認知)가 깨어나면서 인간의 욕망이 필요로 하는 것 이상으로 확대되었다고 보고 있다.

9 ④

세 번째 문단을 보면 객관적인 성취의 크기로 보자면 은메달 수상자가 동메달 수상자보다 더 큰 성취를 이룬 것이 분명하나, 은메달 수상자와 동메달 수상자가 주관적으로 경험한 성취의 크기는 이와 반대로 나왔다고 언급하고 있다. 따라서 주관적으로 경험한 성취의 크기는 동메달 수상자가 은메달 수상자보다 더 큰 것을 알 수 있다.

10 ①

마지막 문단에서 공간 정보 활용 범위의 확대 사례 사례로 여행지와 관련한 공간 정보 활용과 도시 계획 수립을 위한 공간 정보 활용, 자연재해 예측 시스템에서의 공간 정보 활용 등을 제시하여 내용을 타당성 있게 뒷받침하고 있다.

11 ②

'기억의 장소'의 구체적 사례에 대해서는 언급되지 않았다.
①③⑤ 두 번째 문단에서 언급하였다.
④ 네 번째 문단에서 언급하였다.

12 ③

정밀안점검사는 설치 후 15년이 도래하거나 결함 원인이 불명확한 경우, 중대한 사고가 발생하거나 또는 그 밖에 행정안전부장관이 정한 경우에 실시한다. 에스컬레이터에 쓰레기가 끼이는 단순한 사고가 발생하여 수리한 경우에는 수시검사를 시행하는 것이 적절하다.

13 ⑤

쇼핑카트나 유모차, 자전거 등을 가지고 층간 이동을 쉽게 할 수 있도록 승강기를 설치하는 경우에는 계단형의 디딤판을 동력으로 오르내리게 한 에스컬레이터보다 평면의 디딤판을 동력으로 이동시키게 한 무빙워크가 더 적합하다.

14 ③

제시문을 가장 자연스럽게 배열하면 다음과 같다. ㈏ 다양한 미감들의 공존(화제 제시) → ㈑ 순수예술에서 현대예술과 전통예술의 상호보완 가능성 → ㈎ 현대예술과 전통예술이 상호보완 가능성을 품는 이유 → ㈐ 현대예술과 전통예술의 상호보완이 실현된 예

15 ①

기한은 효과의 발생이나 소멸이 장래에 확실히 발생할 사실에 의존하도록 하는 것이다. 승소하면 그때 수강료를 내겠다고 할 때 승소는 장래에 일어날 수도 있는 사실에 의존하도록 하는 것으로 수강료 지급 의무에 대한 조건이다.

16 ④

석주명은 나비를 지칭하는 일본어 이름만 있고 우리말 이름이 없는 우리나라 나비 200여 종에 대해 우리말 이름을 직접 짓거나 정리했다. 이는 일본의 연구 성과를 이어받은 것이 아니다.

17 ④

① 애벌랜치 광다이오드의 흡수층에서 생성된 전자와 양공은 각각 양의 전극과 음의 전극으로 이동하며, 이 과정에서 전자는 애벌랜치 영역을 지나게 된다.

② 저마늄은 800 ~ 1,600nm 파장 대역의 빛을 검출하는 것이 가능하다.

③⑤ 애벌랜치 광다이오드는 약한 광신호를 측정이 가능한 크기의 전기 신호로 변환해 주는 반도체 소자로서, 충돌 이온화를 반복적으로 일으킴으로써 전자의 수를 크게 늘린다.

18 ③

양자 효율은 흡수층에 입사되는 광자 수 대비 생성되는 전자 – 양공 쌍의 개수이다.

19 ④

별도 검진자는 사전 경리부에 연락하여 실시기관 문의를 먼저 하여야 한다고 안내하고 있다.

① 검진 전날 저녁 9시 이후부터는 금식해야 한다고 언급되어 있다.

② 생리 중인 여성은 검진을 피해야 한다고 언급되어 있으며, 그에 따른 별도검진이 예상되므로 안내와 같이 경리부 담당자와 별도 검진일을 협의해야 한다.

③ 검진대상자는 사전에 배부한 '건강검진표', '구강검사표', '문진표'를 작성하여 경리부에 제출토록 언급되어 있다.

⑤ 검진대상자 제출 자료에 별도의 구강검사표가 있다고 언급되어 있다.

20 ④

설문조사지는 조사의 목적에 적합한 결과를 얻을 수 있는 문항으로 작성되어야 한다. 제시된 설문조사는 보다 나은 제품과 서비스 공급을 위하여 브랜드 인지도를 조사하는 것이 목적이므로, 자사 자사의 제품이 고객들에게 얼마나 인지되어 있는지, 어떻게 인지되었는지, 전자제품의 품목별 선호 브랜드가 동일한지 여부 등 인지도 관련 문항이 포함되어야 한다.

④ 특정 제품의 필요성을 묻고 있으므로 자사의 브랜드 인지도 제고와의 연관성이 낮아 설문조사 항목으로 가장 적절하지 않다.

21 ④

㉠ 甲 일행

- 입장료 : 다자녀 가정에 해당하여 입장료 가 면제된다.
- 야영시설 및 숙박시설 요금 : 5인용 숙박시설 성수기 요금인 85,000원이므로 3박의 요금은 255,000원이다.
- 총요금 : 0원 + 255,000원 = 255,000원

㉡ 乙 일행

- 입장료 : 동절기에 해당하여 입장료가 면제된다.
- 야영시설 및 숙박시설 요금 : 비수기이고 일행 중 장애인이 있어 야영시설 요금이 50% 할인된다. 따라서 $30,000 \times 0.5 \times 6 = 90,000$원이다.
- 총요금 : 0원 + 90,000원 = 90,000원

㉢ 丙 일행

- 입장료 : $1,000 \times 10 \times 3 = 30,000$원
- 야영시설 및 숙박시설 요금 : $10,000 \times 9$박=90,000원
- 총요금 : 30,000 + 90,000 = 120,000원

따라서 총요금이 가장 큰 甲 일행의 금액과 가장 작은 乙 일행의 금액 차이는 255,000 – 90,000 = 165,000원이다.

22 ⑤

- 첫 번째는 직계존속으로부터 증여받은 경우로, 10년 이내의 증여재산가액을 합한 금액에서 5,000만 원만 공제하게 된다.
- 두 번째 역시 직계존속으로부터 증여받은 경우로, 아버지로부터 증여받은 재산가액과 어머니로부터 증여받은 재산가액의 합계액에서 5,000만 원을 공제하게 된다.
- 세 번째는 직계존속과 기타친족으로부터 증여받은 경우로, 아버지로부터 증여받은 재산가액에서 5,000만 원을, 삼촌으로부터 증여받은 재산가액에서 1,000만 원을 공제하게 된다.

따라서 세 가지 경우의 증여재산 공제액의 합은 5,000 + 5,000 + 6,000 = 1억 6천만 원이 된다.

23 ②

주어진 자료를 근거로, 다음과 같은 계산 과정을 거쳐 증여세액이 산출될 수 있다.

㉠ **증여재산 공제** : 5천만 원

㉡ **과세표준** : 1억 7천만 원 − 5천만 원 = 1억 2천만 원

㉢ **산출세액** : 1억 2천만 원 × 20% − 1천만 원 = 1,400만 원

㉣ **납부할 세액** : 1,302만 원(자진신고 시 산출세액의 7% 공제)

24 ②

항목별로 가중치를 부여하여 계산하면,

구분	1/4 분기	2/4 분기
유용성	$8 \times \dfrac{4}{10} = 3.2$	$8 \times \dfrac{4}{10} = 3.2$
안전성	$8 \times \dfrac{4}{10} = 3.2$	$6 \times \dfrac{4}{10} = 2.4$
서비스 만족도	$6 \times \dfrac{2}{10} = 1.2$	$8 \times \dfrac{2}{10} = 1.6$
합계	7.6	7.2

구분	3/4 분기	4/4 분기
유용성	$10 \times \dfrac{4}{10} = 4.0$	$8 \times \dfrac{4}{10} = 3.2$
안전성	$8 \times \dfrac{4}{10} = 3.2$	$8 \times \dfrac{4}{10} = 3.2$
서비스 만족도	$10 \times \dfrac{2}{10} = 2.0$	$8 \times \dfrac{2}{10} = 1.6$
합계	9.2	8

성과 평가 등급	C	C	A	B
성과급 지급액	80만 원	80만 원	110만 원	90만 원

성과평가 등급이 A이면 직전분기 차감액의 50%를 가산하여 지급한다고 하였으므로, 3/4분기의 성과급은 직전분기 차감액 20만 원의 50%인 10만 원을 가산하여 지급한다.

∴ 80 + 80 + 110 + 90 = 360(만 원)

25 ⑤

각 인원의 총 보수액을 계산하면 다음과 같다.

갑 : 500,000 + (15,000 × 3) + (20,000 × 3) − (15,000 × 3) = 560,000원

을 : 600,000 + (15,000 × 1) + (20,000 × 3) − (15,000 × 3) = 630,000원

병 : 600,000 + (15,000 × 2) + (20,000 × 2) − (15,000 × 3) = 625,000원

정 : 650,000 + (15,000 × 5) + (20,000 × 1) − (15,000 × 4) = 685,000원

∴ 685,000(원) − 560,000(원) = 125,000(원)

26 ③

전체 기업 수의 약 99%에 해당하는 기업은 중소기업이며, 중소기업의 매출액은 1,804조 원으로 전체 매출액의 약 1,804 ÷ 4,760 × 100 = 약 37.9%를 차지하여 40%를 넘지 않는다.

① 매출액과 영업이익을 각 기업집단의 기업 수와 비교해 보면 계산을 하지 않아도 쉽게 확인할 수 있다.

② 매출액 대비 영업이익률은 영업이익 ÷ 매출액 × 100으로 구할 수 있다. 각각을 구하면 대기업이 177 ÷ 2,285 × 100 = 약 7.7%로 가장 높고, 그 다음이 40 ÷ 671 × 100 = 약 6.0%의 중견기업, 마지막이 73 ÷ 1,804 × 100 = 약 4.0%인 중소기업 순이다.

④ 전체 기업 수의 약 1%에 해당하는 대기업과 중견기업이 전체 영업이익인 290조 원의 약 74.8%(= 217 ÷ 290 × 100)를 차지한다.

⑤ 대기업은 2,047,000 ÷ 2,191 = 약 934명이며, 중견기업은 1,252,000 ÷ 3,969 = 약 315명이므로 3배에 육박한다고 말할 수 있다.

27 ④

- 첫 번째 생산성 조건에 따르면 A생산라인과 B생산라인을 각각 가동할 때, A생산라인은 1시간에 25개(정상 20개), B생산라인은 1시간에 50개(정상 45개)를 만든다.
- 두 번째 생산성 조건에서 두 라인을 동시에 가동하면 시간 당 정상제품 생산량이 각각 20%씩 상승한다고 하였으므로 A생산라인은 시간당 24개, B생산라인은 시간당 54개의 정상제품을 생산한다.
- A생산라인을 먼저 32시간 가동하였을 때 만들어진 정상제품은 $20 \times 32 = 640$개이므로 최종 10,000개의 납품을 맞추려면 9,360개의 정상제품이 더 필요하다.
- 두 생산라인을 모두 가동한 시간을 x라 할 때, 두 생산라인을 모두 가동하여 9,360개를 생산하는 데 걸리는 시간은 $(24 + 54)x = 9,360$이므로 $x = 120$이다.

28 ②

- ㉡ A지역은 여름과 겨울에 전력사용량이 증가하는 것으로 보아 산업용보다 주택용 전력사용량 비중이 높을 것이다.
- ㉣ 공급 능력이 8,000만kW, 최대 전력 수요가 7,200kW라면 공급예비율(=공급 능력－최대 전력 수요)이 10% 이상으로 유지되도록 대책을 마련해야 한다.

29 ①

A~E의 지급 보험금을 산정하면 다음과 같다.

피보험물건	지급 보험금
A	주택, 보험금액 ≥ 보험가액의 80%이므로 손해액 전액 지급 → 6천만 원
B	일반물건, 보험금액 < 보험가액의 80%이므로 손해액 $\times \dfrac{\text{보험금액}}{\text{보험가액의 }80\%}$ 지급 → $6,000 \times \dfrac{6,000}{6,400} = 5,625$만 원
C	창고물건, 보험금액 < 보험가액의 80%이므로 손해액 $\times \dfrac{\text{보험금액}}{\text{보험가액의 }80\%}$ 지급 → $6,000 \times \dfrac{7,000}{8,000} = 5,250$만 원
D	공장물건, 보험금액 < 보험가액이므로 손해액 $\times \dfrac{\text{보험금액}}{\text{보험가액}}$ 지급 → $6,000 \times \dfrac{9,000}{10,000} = 5,400$만 원
E	동산, 보험금액 < 보험가액이므로 손해액 $\times \dfrac{\text{보험금액}}{\text{보험가액}}$ 지급 → $6,000 \times \dfrac{6,000}{7,000} = $ 약 5,143만 원

따라서 지급 보험금이 많은 것부터 순서대로 나열하면 A - B - D - C - E이다.

30 ④

- ㉠ 2001년에 '갑'이 x원어치의 주식을 매수한 뒤 같은 해에 동일한 가격으로 전량 매도했다고 하면, 주식을 매수할 때의 주식거래 비용은 $0.1949x$원이다. 주식을 매도할 때의 주식거래 비용은 $0.1949x + 0.3x = 0.4949x$원으로 총 주식거래 비용의 합은 $0.6898x$원이다. 이 중 증권사 수수료는 $0.3680x$원이다. 총 주식거래 비용의 50%를 넘는다.
- ㉢ 금융투자협회의 2011년 수수료율은 0.0008%로 2008년과 동일하다.

31 ⑤

보기의 명제를 대우 명제로 바꾸어 정리하면 다음과 같다.

- ㉠ ~인사팀 → 생산팀(~생산팀 → 인사팀)
- ㉡ ~기술팀 → ~홍보팀(홍보팀 → 기술팀)
- ㉢ 인사팀 → ~비서실(비서실 → ~인사팀)
- ㉣ ~비서실 → 홍보팀(~홍보팀 → 비서실)

이를 정리하면 '~생산팀 → 인사팀 → ~비서실 → 홍보팀 → 기술팀'이 성립하고 이것의 대우 명제인 '~기술팀 → ~홍보팀 → 비서실 → ~인사팀 → 생산팀'도 성립하게 된다. 따라서 이에 맞는 결론은 보기 ⑤의 '생산팀을 좋아하지 않는 사람은 기술팀을 좋아한다.' 뿐이다.

32 ①

②

원래 시료	딸기향 10㎖, 바다향 10㎖, 바닐라향 10㎖, 파우더향 10㎖, 커피향 10㎖
1차 조합 및 결과	바닐라향 10㎖ + 파우더향 10㎖ = 바닐라향 20㎖
	딸기향 10㎖, 바다향 10㎖, 커피향 10㎖
2차 조합 및 결과	딸기향 10㎖ + 바닐라향 10㎖ = 딸기향 10㎖ + 베리향 10㎖
	바닐라향 10㎖, 바다향 10㎖, 커피향 10㎖
3차 조합 및 결과	딸기향 10㎖ + 커피향 10㎖ = 커피향 20㎖
	베리향 10㎖, 바닐라향 10㎖, 바다향 10㎖

③

원래 시료	딸기향 10㎖, 바다향 10㎖, 바닐라향 10㎖, 파우더향 10㎖, 커피향 10㎖
1차 조합 및 결과	딸기향 10㎖ + 바닐라향 10㎖ = 딸기향 10㎖ + 베리향 10㎖
	바다향 10㎖, 파우더향 10㎖, 커피향 10㎖
2차 조합 및 결과	바다향 10㎖ + 파우더향 10㎖ = 바다향 20㎖
	딸기향 10㎖, 베리향 10㎖, 커피향 10㎖

④

원래 시료	딸기향 10㎖, 바다향 10㎖, 바닐라향 10㎖, 파우더향 10㎖, 커피향 10㎖
1차 조합 및 결과	바다향 10㎖ + 바닐라향 10㎖ = 바다향 10㎖ + 나무향 10㎖
	딸기향 10㎖, 파우더향 10㎖, 커피향 10㎖
2차 조합 및 결과	딸기향 10㎖ + 바다향 10㎖ = 숲속향 20㎖
	나무향 10㎖, 파우더향 10㎖, 커피향 10㎖
3차 조합 및 결과	숲속향 10㎖ + 파우더향 10㎖ = 숲속향 20㎖
	숲속향 10㎖, 나무향 10㎖, 커피향 10㎖

⑤

원래 시료	딸기향 10㎖, 바다향 10㎖, 바닐라향 10㎖, 파우더향 10㎖, 커피향 10㎖
1차 조합 및 결과	딸기향 10㎖ + 파우더향 10㎖ = 딸기향 20㎖
	바다향 10㎖, 바닐라향 10㎖, 커피향 10㎖
2차 조합 및 결과	바다향 10㎖ + 바닐라향 10㎖ = 바다향 10㎖ + 나무향 10㎖
	딸기향 20㎖, 커피향 10㎖
3차 조합 및 결과	바다향 10㎖ + 커피향 10㎖ = 커피향 20㎖
	딸기향 20㎖, 나무향 10㎖

33 ②

㉠에서 A와 C는 취미가 운동이기 때문에 반드시 수출 업무를 좋아하는 B와 함께 TF팀이 구성되어야 함을 알 수 있다. 그러므로 ④는 정답에서 제외된다. ㉡에서 A, B, D는 짝수 연차이므로 홀수 인원으로 TF팀이 구성될 수 없다. 그러므로 ③은 정답에서 제외된다. ㉢에서 A, B는 남직원이므로 둘만으로 TF팀이 구성될 수 없다. 그러므로 ①은 정답에서 제외된다. 따라서 정답은 ②이다.

34 ④

예능 프로그램 2회 방송의 총 소요 시간은 1시간 20분으로 1시간짜리 뉴스와의 방송 순서는 총 방송 편성시간에 아무런 영향을 주지 않는다.

① 채널1은 3개의 프로그램이 방송되었는데 뉴스 프로그램을 반드시 포함해야 하므로, 기획물이 방송되었다면 뉴스, 기획물, 시사정치의 3개 프로그램이 방송되었다.

② 기획물, 예능, 영화 이야기에 뉴스를 더한 방송시간은 총 3시간 40분이 된다. 채널2는 시사정치와 지역 홍보물 방송이 없고 나머지 모든 프로그램은 1시간 단위로만 방송하므로 정확히 12시에 프로그램이 끝나고 새로 시작하는 편성 방법은 없다.

③ 9시에 끝난 시사정치 프로그램에 바로 이어진 뉴스가 끝나면 10시가 된다. 기획물의 방송시간은 1시간 30분이므로, 채널3에서 영화 이야기가 방송되었다면 정확히 12시에 기획물이나 영화 이야기 중 하나가 끝나게 된다.

⑤ 예능 2회분은 1시간 20분이 소요되며, 뉴스 1시간, 영화 이야기 30분을 모두 더하면 총 2시간 50분이 소요된다. 따라서 12시까지는 2시간 10분이 남게 되어 4종류의 프로그램만 방송될 경우, 예능(2회분), 뉴스, 영화 이야기와 함께 시사정치가 방송될 수밖에 없다.

35 ⑤

채널2에서 영화 이야기 프로그램 편성을 취소하면 3시간 10분의 방송 소요시간만 남게 되므로 정각 12시에 프로그램을 마칠 수 없다.

① 기획물 1시간 30분 + 뉴스 1시간 + 시사정치 2시간 30분 = 5시간으로 정각 12시에 마칠 수 있다.

② 뉴스 1시간 + 기획물 1시간 30분 + 예능 40분 + 영화 이야기 30분 + 지역 홍보물 20분 = 4시간이므로 1시간짜리 다른 프로그램을 추가하면 정각 12시에 마칠 수 있다.

③ 시사정치 2시간 + 뉴스 1시간 + 기획물 1시간 30분 + 영화 이야기 30분 = 5시간으로 정각 12시에 마칠 수 있다.

④ 예능 1시간 20분 + 뉴스 1시간 = 2시간 20분이므로 시사정치가 2시간 이상 방송하여 11시 30분 또는 11시 40분에 종료한다면, 영화 이야기나 지역 홍보물을 추가하여 모두 4종류의 프로그램을 정각 12시에 마칠 수 있다.

36 ②

② 통화대기를 한 경우이므로 이 부장 통화 후 수화기를 들고 통화대기 버튼을 눌러야 한다.

① 세 자리 내선번호의 맨 앞자리는 각 부서를 의미하는 것임을 알 수 있다.

③ 당겨 받을 경우 * 버튼을 두 번 누르면 되므로 신 대리의 내선번호를 누를 필요는 없다.

④ 타 직원에게 전화를 돌려주는 경우이므로 # 버튼을 누른 후 이 대리의 내선번호인 105번을 반드시 눌러야 한다.

⑤ # 버튼을 누르는 것은 타 직원에게 전화를 돌려주는 것이므로 상대방의 통화가 아직 끝나지 않은 것이다.

37 ⑤

조건에 따라 신규 매장 위치를 표시하면 다음과 같다.

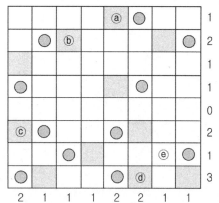

따라서 신규 매장이 위치할 수 없는 곳은 ⓔ이다.

38 ①

② 가격을 낮추어 기타 업체들과 경쟁하는 전략으로 WO전략에 해당한다.

③ 위협을 회피하고 약점을 최소화하는 WT전략에 해당한다.

④ 정부의 지원이라는 기회를 활용하여 약점을 극복하는 WO전략에 해당한다.

⑤ ST전략에 해당한다.

39 ③

일반적인 문제해결 절차는 문제인식 → 문제 도출 → 원인 분석 → 해결안 개발 → 실행 및 평가로 이루어진다. 거래처의 연락(문제인식) → 도착 예상 날짜 파악(문제도출) → 부분배송이유(원인분석) → 답변에 따라 배송추적하여 예상 날짜 파악(해결안 개발) → 거래처 보고(실행 및 평가)

40 ①

甲과 丙의 진술로 볼 때, C = 삼각형이라면 D = 오각형이고, C = 원이라면 D = 사각형이다. C = 삼각형이라면 戊의 진술에서 A = 육각형이고, 丁의 진술에서 E ≠ 사각형이므로 乙의 진술에서 B = 오각형이 되어 D = 오각형과 모순된다. 따라서 C = 원이다. C = 원이라면 D = 사각형이므로, 丁의 진술에서 A = 육각형, 乙의 진술에서 B = 오각형이 되고 E = 삼각형이다. 즉, A = 육각형, B = 오각형, C = 원, D = 사각형, E = 삼각형이다.

41 ④

🔲**PLUS TIP** 윤리의 기본 개념

- ㉠ Moral & Immoral(도덕적 & 부도덕적)
- ㉡ Right & Wrong(옳음 & 그름)
- ㉢ Good & Bad(좋음 & 나쁨)
- ㉣ Right & Duties(권리 & 의무)

42 ②

② 행위 공리주의 : 한 행위가 다른 행위에 비해 최고의 유용성을 생산할 경우 옳은 행위이다. 생존가능성이 없는 폐렴 환자에게 항생제를 써서 치료하는 선택을 한 경우가 해당한다. 윤리, 순차 공리주의는 존재하지 않는다.

① 규칙 공리주의 : 모든 사람이 유용성의 원칙을 반영한 같은 규칙에 따르면 장기적으로 더 많은 유용성이 나타날 것이라고 본다. 불치병 환자에게 불치병임을 알리는 것과 불치병임을 숨기고 희망적인 말을 하는 경우 거짓말을 하면 안 된다는 규칙과 불치병 환자를 제외하고 거짓말을 하지마라는 규칙 중 유용성의 원칙에 따라 최선의 선택을 하는 것이 해당한다.

③ 선호 공리주의 : 사람들의 개인적 사회적 선호도에 따라 옳고 그름을 판단하는 것이다. 고전적 공리주의에 비해 명확한 분석방법과 결정을 위한 규칙이 있다.

🔲**PLUS TIP** 공리주의

- ㉠ 공리주의는 목적론, 결과론으로도 불린다. 목적론은 단순하게 결과의 좋고 나쁨을 산출하는 것이 아닌 두 결과의 조합을 생각한다. 각 결과의 최선의 균형에서 행위를 하며 모든 사람의 이익이 요구된다.
- ㉡ 밀은 공리주의를 유용성의 원칙으로 말하며, 유용성의 원칙은 행복을 증진시키면 옳은 행동이고, 행복과 반대된다면 옳지 못한 것이라고 본다.
- ㉢ 공리주의의 궁극적인 목적은 최대 행복의 원칙 (The Greatest Happiness Principle)을 추구하며 가능한 고통이 없는 질적·양적 최대의 즐거움을 즐길 수 있는 상태에 이르는 것이다.

43 ④

🔲**PLUS TIP** 한국 간호사 윤리강령

- ㉠ 간호사와 대상자, 전문가로서 간호사 의무, 간호사와 협력자 세 영역에 총 15개 항목이 기술되어 있다.
- ㉡ 간호사와 대상자 : 평등한 간호제공, 개별적 요구 존중, 사생활 보호 및 비밀유지, 알 권리 및 자기결정권 존중, 취약한 대상자 보호, 건강 환경 구현
- ㉢ 전문가로서 간호사 의무 : 간호표준 준수, 교육과 연구, 전문적 활동, 정의와 신뢰의 증진, 안전한 간호 제공, 건강 및 품위 유지
- ㉣ 간호사와 협력자 : 관계윤리 준수, 대상자 보호, 생명과학기술과 존엄성 보호

44 ①

① 인간 존중의 원칙 : 연구 대상자가 실험 과정을 이해할 수 있어야 하며(동의능력), 환자가 충분한 정보를 알고 있어야 하며(정보제공), 어떠한 압박 없이 자율적인 동의(자발성)를 해야 한다.

② 선행의 원칙 : 연구자는 위험, 이득을 평가하고 예측이 가능한 해악과 이득을 비교할 수 있어야 한다.

③ 정의의 원칙 : 연구 대상자들을 나이, 성별, 학력 등 특정 이유로 편파적인 이유로 선정하면 안 된다.

④ 악행금지의 원칙 : 연구 대상자에게 해악을 가하면 안 된다. 히포크라테스의 선언에도 환자에게 해를 입히거나 상태를 악화시키는 데 의술을 사용하지 않는다는 내용이 담겨있다.

⑤ 임상시험 윤리 원칙에 해당하지 않는다.

45 ①

① 뉴렌베르그 강령 : 독일 전쟁 당시에 있었던 의학윤리강령은 인간 대상자들을 위한 동의와 같은 보호책이 없었다. 이에 대상자의 자발적 동의가 강조된, 인간 실험을 위한 지침서인 뉴렌베르그 강령이 발표되었다.

② 헬싱키 선언 : 1964년 제18차 세계의학총회에서 인체실험에 관한 '헬싱키 선언'을 채택했다. 헬싱키 선언이 뉴렌베르그 강령과 다른 점은 치료적 연구와 비치료적 생의학연구의 윤리적 기준 제시 및 건강한 사람 대상의 연구는 더욱 높은 동의서 표준요구와 법적으로 무능력한 경우 법정 대리인 동의의 수용을 주장하는 것이다.

③ 리스본 선언 : 환자의 권리와 의무에 대한 내용(양질의 의료를 받을 권리, 정보를 알 권리 등)으로 1981년 선포되었다.
④ 오타와 헌장 : 1986년 제1회 국제건강증진회의에서 채택되어 건강증진 개념을 정립하였다.
⑤ 벨몬트 보고서 : 1979년 발표된 보고서로 미국 보건복지부에서 흑인을 대상으로 실시한 매독연구가 비윤리적으로 실시됨이 알려지면서 실험 연구 윤리의 기본원칙을 수립하기 위해 작성되었다.

46 ②

개인에게 강요된 규율이 아닌 간호 양심과 철학의 집단적 표현이다.
① 안락사가 네덜란드에서 합법화 된 것처럼 시대에 따라 그 윤리강령은 변할 수 있다.
③④⑤ 간호 업무를 수행하는 데 있어 책임을 다할 수 있는 기본적인 방향을 포함한 일반적인 원칙을 제공한다. 윤리적 딜레마를 해결해줄 순 없지만, 스스로의 해결을 위한 최소한의 지침을 제공한다.

47 ④

PLUS TIP 윤리적 문제해결과정의 순서

㉠ 1단계 : 문제의 특성 규명
㉡ 2단계 : 사실 관계 확인
㉢ 3단계 : 신뢰할 수 있는 견해 평가
㉣ 4단계 : 실직적인 대안 평가
㉤ 5단계 : 의사 결정과 수행
㉥ 6단계 : 결과사정 평가

48 ②

② 정의 윤리 : 모든 사람을 편견 없이 공평하게 대하는 것을 말한다. 절차적 정의, 인과응보적 정의 분배적 정의 등으로 구분한다.
① 덕 윤리 : 아리스토텔레스는 행동, 감정, 욕망 등 양극 사이에서 적절한 조화를 이루기 위한 습관이 형성되면서 덕을 획득 할 수 있다고 보았다. 아리스토텔레스는 과한 진실과 부족한 진실의 극단의 중간지점을 발견하는 것을 덕으로 간주했다. 또한, 내재적인 선한 삶을 통한 행복과 자아실현을 이루는 것을 덕으로 보았다.
③ 통치 윤리 : 개인의 자유로움은 이기적 결정을 만들어 내기에 통치되는 사회가 개인이 자유로운 사회보다 우월하다고 보았다.
④ 권리 윤리 : 개인의 자유와 권리는 정부보다 우위에 있다고 보았다. 개인의 동의 없이 정부가 개입할 수 없음을 제시했다.
⑤ 의무 윤리 : 칸트는 개인의 의무 또는 선한 행위를 하고자 하는 보편적 준칙에 따라 행동을 고려해야 한다고 주장했다.

49 ②

환자의 독자적인 개인으로써 존중하는 신의의 원칙이 해당된다.
① 정직의 규칙 : 타인을 존중하며 선을 위한 진실을 말하는 것으로 거짓된 의사소통을 하지 않는 것이다.
③ 성실의 규칙 : 진실된 행동을 올바르게 하는 것으로 약속에 대한 이행을 말한다.
④ 정의의 원칙 : 해악과 선행의 공존 상황에서 공평한 분배를 다룬다 예를 들면, 병실이 없는 상황에서 더 이상 치료에 효과가 없으나 퇴원을 거부하는 환자를 퇴원시킬 것인가 하는 문제를 다룬다.
⑤ 선행의 원칙 : 이타주의적 행동을 말하며 적극적 선을 통해 해악을 예방하고 제거하고자 한다.

50 ⑤

환자의 의무에 해당하는 사항으로 의료법에는 다음과 같이 환자의 5개의 권리와 2개의 의무로 나타낸다.
㉠ 환자의 권리 : 진료받을 권리, 알 권리 및 자기결정권, 비밀을 보호받을 권리, 상담·조정을 신청할 권리
㉡ 환자의 의무 : 의료인에 대한 신뢰·존중 의무, 부정한 방법으로 진료를 받지 않을 의무

1 ④

①②③⑤ 후천적 원인

📰 **PLUS TIP 백내장 원인**

㉠ 선천적 원인
- 유전
- 임신 1기 풍진

㉡ 후천적 원인
- 노화
- 당뇨
- 외상이나 염증
- 안과수술이나 악성종양
- 장기간 스테로이드 사용

2 ③

① 저환기

②⑤ 호흡성 보상기전 억제

④ 고탄산혈증

📰 **PLUS TIP COPD 환자 산소공급**

㉠ 만성적 고탄산혈증 적응 상태

㉡ 산소요구도에 따른 호흡 자극

㉢ 비강캐뉼라를 통한 1~2L/min 저농도 산소 투여

㉣ 고농도 산소 투여 시 : 호흡성 보상기전 억제 → 이산화탄소 중독 → 저환기 → 혼수나 사망 초래

3 ⑤

생리식염수 적신 거즈를 댄 상처에 열손실을 막기 위해 건조한 담요를 덮어준다.
① 손상부위를 얼음에 대면 동상을 일으킬 수 있어 시행하지 않는다.
② 외부자극의 노출을 막기 위해 물집을 터뜨리지 않는다.
③ 넓은 화상부위를 찬물에 담그면 과도한 열 손실을 야기하므로 권장하지 않는다.
④ 화상부위는 생리식염수나 수돗물로 세척 가능하다.

4 ⑤

① 위산 감소
② 체지방 감소
③ 간 기능 감소
④ 신장 기능 감소

📰 **PLUS TIP 노인 약물반응 변화요인**

㉠ 사구체 여과율 감소로 인해 약물 배설이 되지 않고 축적된다.

㉡ 위산 감소로 산이 매개하는 약무 흡수가 저하된다.

㉢ 간 기능 감소로 약물대사가 원활하지 않고 작용 시간이 길어진다.

㉣ 체지방 감소로 약물이 지방에 저장되지 못하고 작용 시간이 증가한다.

5 ⑤

석고붕대 적용 중 합병증이 나타나면 즉시 의사에게 보고하고 석고붕대를 절개할 수 있도록 한다.

📰 **PLUS TIP 석고붕대 적용 5대 합병증**

㉠ 통증(Pain)

㉡ 창백(Pallor)

㉢ 마비(Paralysis)

㉣ 무맥(Pulselessness)

㉤ 감각이상(Paresthesia)

6 ⑤

혈청 Na이 120mEq/L 이하로 감소 시 저나트륨혈증이 나타난다.

📰 **PLUS TIP 항이뇨호르몬 부적절 분비증후군(SIADH)**

㉠ 항이뇨호르몬 과다분비로 인한 수분정체로 수분중독이 나타난 상태이다.

㉡ 혈청 Na이 120mEq/L 이상인 경우 특별한 증상이 없지만 그 이하로 감소 시 저나트륨혈증이 나타난다.

㉢ 위장관계 증상으로 장운동 감소, 식욕부진, 구역, 구토가 나타난다.

㉣ 신경계 증상으로 지남력 변화, 의식상태 변화가 나타난다.

㉤ GFR 증가와 나트륨 재흡수 감소로 소변으로의 나트륨 배출이 증가되므로 부종이 없는 것이 특징적이다.

7 ⑤

감각의 약화나 상실이 발견되면 느슨하게 다시 감아준다.

8 ③

반투막 역할의 복막을 이용하여 복막투석을 시행한다.

📰 **PLUS TIP 복막투석**

㉠ 고장액을 복막강으로 순환시켜 반투막 역할을 하는 복막을 통해 노폐물과 잉여 체액을 제거한다.

㉡ 복막을 통한 투석액 주입이 이루어지므로 복강감염이 없이 정상이어야 한다.

㉢ 환자가 손으로 쉽게 조작이 가능하다.

㉣ 식이제한이 비교적 적고, 헤파린 사용이 불필요하다.

㉤ 혈역동적으로 불안정 상태일 때 사용할 수 있다.

9 ④

빈뇨, 절박뇨, 배뇨통, 하복부 통증, 냄새 나는 혼탁뇨, 체온 상승의 증상이 있다.

10 ③

노화와 호르몬 변화로 인해 노인에게 흔히 발생한다.

📰 **PLUS TIP 양성 전립선 비대증**

㉠ 전립샘 조직 증식으로 요도가 압박되어 배뇨장애가 발생된다.

㉡ 호르몬 변화와 노화로 인해 노인에게 흔히 호발한다.

㉢ 전립샘이 만성염증이나 동맥경화증으로 인해 발생하기도 한다.

㉣ 전립샘이 비대하고 결절 조직이 증가한다.

㉤ 배뇨긴장, 비뇨시작 지연, 소변흐름 감소, 배뇨곤란, 야뇨, 혈뇨, 긴급뇨 등의 증상이 나타난다.

㉥ 일상생활을 유지하며 혈액응고 형성을 방지하기 위해 충분한 수분을 섭취하도록 한다.

㉦ 자극적인 음식이나 알코올 섭취를 제한한다.

㉧ 감염예방을 위해 방광세척이나 항생제를 복용한다.

㉨ 힘든 운동이나 장시간 운전을 피한다.

㉩ T바인더로 지지한다.

㉪ 따뜻한 물로 좌욕하며, 전립선 마사지를 해준다.

11 ⑤

임질의 주 증상으로 임균성 인후염, 요도 장액성 분비물, 작열감, 빈뇨, 배뇨곤란이 나타난다.

12 ①

① 치아착색 예방을 위해 빨대를 사용한다.

② 수술 전 7 ~ 10일간 Lugol's 용액을 투여한다.

③ 수술 두 달 전부터 항갑상샘제를 투여한다.

④ 수술 후 영구적 부갑상샘 기능저하증은 1% 미만에서 나타난다.

⑤ Lugol's 용액을 우유나 주스에 희석해서 복용한다.

📰 **PLUS TIP 갑상선 절제술 수술 전 간호**

㉠ 수술 두 달 전부터 항갑상샘제를 사용하여 갑상샘 기능을 정상으로 유지한다.

㉡ 수술 후 갑상샘 위기 예방을 위해 수술 전 7 ~ 10일간 Lugol's 용액을 투여한다.

㉢ Lugol's 용액

• 갑상샘 호르몬 분비를 억제하여 수술 전 갑상샘 크기 감소를 위해 사용한다.

• 치아 착색이 되므로 빨대를 사용하여 투여한다.

• 우유나 주스에 희석하여 식 후 투여한다.

13 ①

① 검사는 국소마취 하에 시행한다.

② 검사 전 적어도 6시간 이상 금식한다.

③ 간 생검 후 좌측위를 취한다.

④ 호기 시 5 ~ 10초 동안 숨을 멈추 후 생검 바늘을 삽입한다.

⑤ 검사 후 활력징후는 2시간 동안 15분마다, 다음 2시간 동안 30분마다, 다음 4시간 동안 1시간마다 측정한다.

14 ④

① 변비를 예방한다.

②③ 저인산 식이와 고칼슘 식이로 영양을 관리한다.

⑤ 피부손상예방을 위해 비누 사용을 줄이고 보습성 오일을 권장한다.

15 ③

심박출량 = 1회 박동량 × 심박동수

PLUS TIP 심박출량

㉠ 심박출량 = 1회 박동량 × 심박동수 이다.

㉡ 심박동수, 심장수축력, 정맥환류량에 영향을 받는다.

16 ④

조기심실수축(Premature Ventricular Contraction)은 P파가 없고, QRS군은 0.2초 이상 지연되는 이상한 모양을 나타내는 것으로 심근 진정효과와 심실세동 방지를 위해 Lidocaine을 정맥으로 사용할 수 있다.

17 ①

환자 사정 즉시 Defibrillation을 실시하여 뇌 손상을 방지한다.

PLUS TIP 심실세동 환자 간호

㉠ 5분 이내 치료하지 않을 시 심각한 뇌손상을 초래한다.

㉡ 발견 즉시 심폐소생술 실시한다.

㉢ Defibrillation(제세동)을 실시한다.

㉣ 에피네프린을 투여한다.

18 ③

식사 직후나 앙와위에서 주로 발생한다.

PLUS TIP 위식도 역류질환

㉠ 가슴앓이 : 타는 듯한 감각이 견갑골 사이, 목과 턱으로 방사된다.

㉡ 역류 : 쓴맛, 신맛을 인두에서 느낀다.

㉢ 연하통 : 식사 직후나 앙와위 시 발생한다, 제산제, 수분섭취로 완화된다.

19 ④

①②③⑤ 비정상반응

PLUS TIP 신경계 상태 사정(SMC)

㉠ Sensory : 무감각이나 화끈거림, 촉진에 대한 감각반응을 사정한다.

㉡ Motor : 능동적 운동을 사정한다.

㉢ Circulation : 피부색이나 온도, 모세혈관 혈액충만 시간, 동맥측정 등 순환정도를 측정한다.

20 ④

①④ 고단백, 고지방, 고탄수화물 식이를 한다.

② 식사 시 또는 식후 2시간까지 수분섭취를 제한한다.

③ 소량씩 자주 섭취한다.

⑤ 식후 20 ~ 30분간 바로 눕거나 측위를 취해준다.

PLUS TIP Dumping Syndrome 간호

㉠ 고삼투성 음식이 빈창자 내로 급하게 들어가 삼투작용으로 인한 수분이 혈류 내애서 빈창자 내고 급속히 이동하게 되고 그 결과 순화혈액량이 급격히 감소하여 나타난다.

㉡ 창백, 발한, 심계항진, 설사, 빈맥, 오심이 나타난다.

㉢ 식사 중 수분섭취를 제한한다.

㉣ 저탄수화물, 고단백, 고지방 식이를 섭취한다.

㉤ 항콜린제제, 세로토닌 길항제를 복용한다.

㉥ 소량씩 자주 섭취한다.

21 ⑤

반응이 느리며 비대칭적이다. 고정되고 확대된 동공 변화가 나타난다.

PLUS TIP 두개내압 상승 시 증상

㉠ 가장 초기증상으로 의식수준의 변화가 나타난다.

㉡ 수면 중 혈중 이산화탄소 증가로 뇌혈관이 확장되고 뇌부종이 발생한다.

㉢ 아침에 심한 두통을 호소한다.

㉣ 투사성 구토를 한다.

㉤ 체온조절 실패로 인한 고체온증이 나타난다.

㉥ 동공이 고정되고 확대되며 반응은 느리고 비대칭적이다.

㉦ 유두부종, 복시, 광선공포증이 나타난다.

㉧ 쿠싱 3대 증상으로 맥압 증가와, 불규칙호흡, 서맥이 나타난다.

22 ⑤

PLUS TIP 암 발생 경고 증상

㉠ 치료되지 않는 상처

㉡ 배변, 배뇨 습관의 변화

㉢ 비정상적 출혈이나 분비물

㉣ 유방이나 기타 조직의 멍울이나 두꺼워짐

㉤ 소화불량이나 연하곤란

㉥ 점이나 사마귀의 명백한 변화

㉦ 지속적인 기침이나 쉰 목소리

23 ⑤

철분치료 시 흔히 변비가 나타나므로 고섬유 식이를 하도록 한다.

① 철분제 복용 시 대변 속에 철분이 섞여 배설되어 변 색깔이 검게 변할 수 있다.

② 치아 착색 예방을 위해 액체형 철분제는 희석 후 빨대를 이용한다.

③ 산성화로 인해 흡수에 도움이 되는 비타민 C, 오렌지주스와 함께 복용한다.

④ 철분은 산상 환경에서 가장 잘 흡수 되므로 음식과 섞이는 것을 방지하기 위해 식간에 복용한다.

24 ④

① 흉통이 있을 경우 복용한다.

② 1회 복용 후 5분 간격 2회 더 투여 후 통증 제거 양상을 확인한다.

③ 햇빛 차단을 위해 갈색 유리병에 약을 보관한다.

⑤ 혀 밑에 약을 넣을 시 화끈거리는 느낌이 나는 것이 정상이다.

25 ②

다발성 손상 환자 응급간호 순서는 의식상태 사정 → 기도개방 유지 → 호흡, 출혈, 쇼크증상 사정 → 정맥확보 및 수액주입 → 후송 중 심전도 및 환부 고정상태 관찰의 순으로 시행한다.

26 ②

IgE는 즉시형 과민반응으로 알레르기 반응을 일으키고 호염기구를 활성화 시킨다.

27 ④

수혈 부작용 출현 시 가장 먼저 혈액 주입을 중단한다.

PLUS TIP 수혈 부작용 시 간호

㉠ 혈액 주입을 중단한다.

㉡ 의사에게 보고한다.

㉢ 0.9% N/S을 주입한다.

㉣ 5분마다 V/S Check 한다.

28 ⑤

① 자외선 노출을 제한한다.

② 평균체중을 유지한다.

③ 완경기 여성은 6개월에 한번 유방조영술을 실시한다.

④ 40세 이상 남자는 2년에 한번 위내시경을 시행한다.

PLUS TIP 암 예방과 조기발견

㉠ 건강한 식습관과 적당한 운동, 스트레스 관리로 건강한 생활양식을 수정한다.

㉡ 정기적 진단 검사를 실시한다.

29 ④

마취에서 깨어나면 환측 팔과 어깨의 ROM운동이 가능하다.

PLUS TIP 흉곽 수술 후 운동

㉠ 수술 직후 운동은 금기사항이 아니며 마취에서 깬 후부터 환측 팔과 어깨의 수동적 ROM 운동을 시작한다.

㉡ 수술 후 처음 24시간동안은 4 ~ 6시간 마다 2회 운동, 점차적으로 늘려 2시간 마다 10 ~ 20회씩 운동을 시행한다.

30 ①

측위는 분비물 배액촉진이 용이하여 기도 흡입 예방이 가능하다.

PLUS TIP 무의식 환자간호

㉠ 2시간마다 체위변경을 실시하여 분비물 배액을 촉진한다.

㉡ 기도흡인을 예방하고 개방성을 유지한다.

㉢ 1 ~ 2시간마다 호흡음을 사정하고 산소포화도를 측정한다.

㉣ 장기적 무의식 상태 시 기관절개술을 적용한다.

시험장에서
들고 보는

....

요약
ZIP

사람을 강하게 만드는 것은 사람이 하는
일이 아니라 하고자 노력하는 것이다.

어니스트 헤밍웨이

....

SEOWONGAK

P A R T

I

병원 정보

병원 정보

1 성남시의료원 소개

(1) **미션** : 신뢰 받는 보건의료서비스를 제공하여 시민의 건강증진을 실현한다.

(2) **비전**

① 지역사회 공공의료를 선도하는 병원

② 책임지는 응급의료서비스를 제공하는 병원

③ 진료, 연구, 교육의 조화로 발전하는 병원

④ 시민과 직원들이 자긍심을 갖는 병원

(3) **핵심가치** : 봉사, 협력, 청렴, 발전

(4) **시설 개요**

① **소재시** : 경기도 성남시 수정구 수정로 171번길 10(태평동 3309)

② **병상수** : 509병상(종합병원)

구분	상급병실	일반병실	집중치료실
병실구조	1 ~ 2인 기준	4인 기준	–
총 병상수	33병상	431병상	45병상

③ **주요시설**

구분	내용
입원병실	일반병동, 격리병동, 호스피스병동, 정신과병동, 여성병동, 소아병동
집중치료실	내과계 집중치료실, 외과계 집중치료실, 신생아 집중치료실
건강검진센터	국가 건강검진센터, 종합 건강검진센터
부대시설	장례식장, 식당 등 편의시설

④ **진료과** : 24개 진료과

⑤ **시설규모** : 지하 4층 ~ 지상 10층

⑥ **주차대수** : 739대(법정주차대수 574대)

(5) 조직도

의료원장

제위원회 ┄┄┄ 감사팀

기획조정실

기획예산팀
정보전산팀
대외협력홍보팀

공공보건의료사업실　공공의료본부

공공의료사업팀
지역연계협력팀
공공의료정책연구소

의무부원장

행정부원장

진료부

응급의료센터
건강검진센터
재활치료센터
 - 운영팀
입원전담진료센터
심혈관센터
완화의료센터
발달장애센터
진료지원협력센터
 - 환자지원협력팀
내과
 - 소화기내과
 - 순환기내과
 - 호흡기알레르기내과
 - 내분비내과
 - 신장내과
 - 혈액종양내과
 - 감염내과
 - 류마티스내과
외과
흉부외과
신경외과
정형외과
성형외과
산부인과
소아청소년과
피부과
비뇨의학과
안과
이비인후과

정신건강의학과
신경과
마취통증의학과
가정의학과
응급의학과
치과
재활의학과
영상의학과
 - 운영팀
진단검사의학과
 - 운영팀
병리과
 - 운영팀
 - 운영팀
직업환경의학과
중환자의학과
한의과
수술실
중환자실
인공신장실
내시경실
생리기능검사실
의용공학실
감염관리실
 - 감염관리팀
약제팀
임상영양팀
전담간호팀

교육연구부

교육연구팀

간호부

간호행정팀
병동간호팀
특수간호팀
외래간호팀

의료관리실

적정진료팀
보험심사팀
의료정보팀

인사총무부

총무관리팀
인사팀

원무관리부

원무팀
구매물류팀
시설관리팀

2 환자의 권리장전

(1) 환자의 권리

① **진료 받을 권리** : 환자는 자신의 건강보호와 증진을 위하여 적절한 보건의료서비스를 받을 권리를 갖고, 성별·나이·장애·종교·신념·신분 및 경제적 사정 등을 이유로 차별받거나 건강에 관한 권리를 침해받지 아니하며, 의료인은 정당한 사유 없이 진료를 거부하지 못한다.

② **알 권리 및 자기결정권** : 환자는 담당 의사·간호사 등으로부터 질병 상태, 치료 방법, 의학적 연구 대상 여부, 장기이식 여부, 부작용 등 예상 결과 및 진료 비용에 관하여 충분한 설명을 듣고 자세히 물어볼 수 있으며, 이에 관한 동의 여부를 결정할 권리를 갖는다.

③ **비밀을 보호받을 권리** : 환자는 진료와 관련된 신체상·건강상의 비밀과 사생활의 비밀을 침해받지 아니하며, 의료인과 의료기관은 환자의 동의를 받거나 범죄 수사 등 법률에서 정한 경우 외에는 비밀을 누설·발표하지 못한다.

④ **상담·조정을 신청할 권리** : 환자는 병원 내에서 불만과 불편사항을 표현할 수 있으며, 의료서비스 관련 분쟁이 발생한 경우 한국소비자원 또는 한국의료분쟁조정중재원 등에 상담 및 조정 신청을 할 수 있다.

⑤ **신체적 안전을 보호받을 권리** : 환자는 병원 내 각종 위험으로부터 신체적 안전을 보호받을 권리가 있다.

(2) 환자의 의무

① **의료인에 대한 신뢰·존중 의무** : 환자는 자신의 건강 관련 정보를 의료인에게 정확히 알리고, 의료인의 치료 계획을 신뢰하고 존중하여야 한다.

② **부정한 방법으로 진료를 받지 않을 의무** : 환자는 진료 전에 본인의 신분을 밝혀야 하고, 다른 사람의 명의로 진료를 받는 등 거짓이나 부정한 방법으로 진료를 받지 아니한다.

③ **병원의 공공질서와 병원 내규 준수 의무** : 환자는 다른 환자 및 직원의 권익을 보호하기 위해 공공질서와 병원의 내규를 준수해야 할 의무가 있다.

병원 소식

개원 1주년 기념 '헌혈 캠페인' 실시

성남시의료원이 개원 1주년을 기념하여 지난 7월 29일부터 30일까지 헌혈 캠페인을 실시하였다. 코로나19 장기화로 인해 혈액 공급이 원활하게 이루어지지 않는 상황을 극복하고, 지역사회에 사랑 나눔을 실천하기 위해 임직원 65명이 동참하였다고 전했다. 진단검사의학과 김윤주 과장은 "최근 코로나19 확산세로 인해 혈액이 부족한 상태에서 이번 캠페인을 통해 조금이나마 도움이 되었으면 한다"며 "꾸준한 헌혈활동을 통해 위급한 환자들에게 도움을 드릴 수 있도록 노력하겠다"고 밝혔다. 한편 성남시의료원은 2020년 2월 감염병 전담 치료병원으로 지정되었다.

공공의료기관 첫 발달장애인 거점 병원으로 지정

성남시의료원이 공공의료기관으로는 처음으로 발달장애인 거점병원·행동발달증진센터를 오는 11월부터 개소할 예정이다. 발달장애인 거점병원·행동발달증진센터는 발달장애인이 의료 서비스를 보다 효율적이고 체계적으로 이용할 수 있도록 지원하고 중증 행동 문제를 치료하기 위해 지정하는 의료기관이다. 2016년 한양대학교병원과 양상부산대학교병원을 시작으로 인하대학교병원, 강원대학교병원, 충북대학교병원, 전북대학교병원, 서울대병원, 연세대원주세브란스기독병원 등이 운영 중이며 공공의료기관으로는 성남시의료원이 유일하다.

P A R T

II

시험장에서 보는
기본간호학 이론

간호과정 및 기록

1 간호과정의 단계

① 간호사정 : 대상자의 자료를 수집 및 확인, 분석
② 간호진단 : 비판적 사고를 이용하여 대상자의 실재 · 잠재적 건강문제를 임상적으로 평가
③ 간호계획 : 대상자의 목표설정과 우선순위, 기대되는 결과 및 간호계획을 기록
④ 간호수행 : 간호계획 수행 및 간호계획 검토 · 수정하고 간호활동을 기록
⑤ 간호평가 : 대상자의 반응 및 목표 진행 상태, 간호의 질과 수준을 측정

2 간호기록

① 목적 : 의사소통, 대상자의 사정 및 간호계획, 감사, 연구 · 교육, 법적 자료
② 6원칙 : 사실성, 정확성, 완결성, 동시성, 형식성, 보완성
③ 기록의 유형
　㉠ 정보중심 대상자 기록 : 각기 분야의 양식에 따라 자료를 기록하고 보관
　㉡ 문제중심 대상자 기록 : 건강문제와 관련된 간호경과기록(SOAP 기록)
　㉢ 기록 도수기록 : 문제(Problem), 중재(Intervention), 평가(Evaluation)로 구성되어 간호계획을 따로 분리하지 않는 것이 특징
　㉣ 초점 DAR 기록 : 대상자와 대상자의 관심에 간호의 초점을 두며, 환자 중심의 기록
　㉤ 사례관리 모델 : 같은 질병을 가진 환자 그룹에게 적용하고 정해진 짧은 기간 내에 질적이고 비용을 적게 드는 관리방법을 강조한 기록 도구

2 활력징후

1 정의 : 체온(Temperature), 맥박(Pulse), 호흡(Respiration), 혈압(Blood Pressure)을 총칭

활력징후 정상범위			
체온(℃)	맥박(회/분)	호흡(회/분)	혈압(mmHg)
36.1 ~ 37.2℃	60 ~ 100회 / 분	12 ~ 20회 / 분	• 수축기 : 90 ~ 140mmHg • 이완기 : 60 ~ 90mmHg

2 체온(Temperature)

① 체온에 영향을 미치는 요인

상승	운동, 스트레스, 호르몬
감소	연령(노인은 기초대사율이 감소로 체온 조절 능력 저하)

② 체온 측정 부위 : 구강, 직장, 액와, 고막, 이마

③ 체온 균형

열 생산	기초대사율, 근력운동 및 전율, 갑상샘 호르몬, 교감신경
열 손실	방사, 전도, 대류, 증발

④ 체온변화 양상

고체온	열피로, 열경련, 열사병
저체온	인위적 저체온, 비의도적 저체온, 동사

⑤ 발열 단계 : 오한기 → 발열기 → 해열기

⑥ 열요법과 냉요법

열요법 처치	더운물 주머니, 전기패드, 온습포
냉요법 처치	얼음 주머니, 미온수 목욕, 냉습포

3 맥박

① 맥박에 영향을 미치는 요인

상승	무리한 운동, 체온 상승, 약물 사용(Epinephrine), 출혈, 스트레스
감소	연령증가, 약물 사용(Digitalis), 운동선수, 부교감신경 자극, 저체온증

② 맥박 측정 부위 : 측두동맥, 경동맥, 상완동맥, 요골동맥, 슬와동맥, 대퇴동맥, 후경골동맥, 족배동맥, 심첨맥박

4 호흡 및 혈압

① 호흡에 영향을 미치는 요인

상승	스트레스, 열, 운동, 흡연, 고지대
감소	진정제 및 마약성 진통제, 뇌손상(뇌간 장애)

② 혈압에 영향을 미치는 요인

상승	교감신경 자극, 급성통증, 운동, 비만, 완경기 여성
감소	이뇨제 및 항고혈압제의 약물 사용

③ 혈압 측정 시 오류가 발생하는 경우

상승	좁은 커프 사용, 커프를 느슨히 감은 경우, 압을 너무 천천히 빼는 경우, 운동이나 활동 직후, 팔이 심장보다 낮은 경우
감소	넓은 커프 사용, 압을 빨리 푸는 경우, 팔이 심장보다 높은 경우

5 활력징후 측정이 필요한 경우

① 입원 시
② 의사의 지시로 정규적 절차인 경우
③ 의료기관이나 건강기관에 방문한 경우
④ 수술 전·후
⑤ 침습적 시술 전·후
⑥ 심혈관계나 호흡기능에 영향을 주는 약물투여 전·후
⑦ 전신적 상태가 갑자기 나빠진 경우
⑧ 대상자가 이상한 증상이나 신체적 고통 호소 시
⑨ **병원감염** : 입원 당시에는 증상 및 잠복기가 없던 감염이 입원한 지 적어도 48시간 이후나 퇴원 후에 발생된 경우

③ 감염관리

1 전파 경로

접촉주의, 비말주의, 공기주의, 혈액주의

2 내과적 무균법과 외과적 무균법

구분	내용
내과적 무균법	• 미생물의 수를 한정하거나 줄이는 법 • 물과 비누, 소독제를 사용 • 손이 팔꿈치 아래로 향하게 하여 물이 손가락 쪽으로 흐르도록 함
외과적 무균법	• 모든 미생물을 사멸시키는 법 • 물과 비누, 소독제를 사용 • 손끝을 팔꿈치 보다 높게 하여 물이 팔 쪽으로 흐르도록 함

3 격리(Isolation)와 역격리

① 격리 : 대상자가 전염성 질환을 가졌을 경우
② 역격리 : 질병이나 상처, 면역억제제 사용으로 인해 정상적인 신체 방어력이 다소 떨어지는 경우

4 격리예방지침

① 표준주의 : 병원에 있는 모든 대상자 간호 시 적용하는 격리법
② 공기주의 : 5㎛ 이하의 작은 비말 공기를 매개로 전파되는 병원균 차단
③ 비말주의 : 5㎛ 이상의 전파되는 병원균 차단, 질병이 있거나 의심되는 대상자에게 적용
④ 접촉주의 : 직접 또는 간접접촉에 의해 전파되는 병원균 차단, 질병이 있거나 의심되는 대상자에게 적용

4 관리 활동

1 환경관리 ★

① **안전관리** : 사고로 인한 손실을 미연에 방지하기 위한 계획 수립 및 실행
- ㉠ 시력·청각장애가 있는 경우
- ㉡ 연령, 질병 또는 약물로 인해 무기력한 상태
- ㉢ 졸도, 경련, 심장마비, 뇌출혈 등의 상황을 예측할 경우
- ㉣ 정신·감정적 변화로 인하여 판단력이 결핍된 경우
- ㉤ 부주의, 무관심, 건망증 등 협조를 거부하는 경우

② **화재방지** : 산소통의 보관위치, 운반 및 사용법의 통제와 점검, 소방훈련, 비상구 확인, 환자 및 보호자 대피 계획과 절차를 훈련

③ **감염관리**
- ㉠ 업무수행 및 물품관리 : 무균법 적용
- ㉡ 청소담당인력의 청소방법, 청소도구 등을 관찰·감독
- ㉢ 물품의 정리정돈, 위생관리, 매개동물로 인한 감염 가능성 파악

2 물품관리 ★

① **물품관리 부주의로 환자간호에 미치는 영향**
- ㉠ 물품 수량 부족
  - 간호 제공 중단 및 물품 공급 시까지 간호 중단
  - 간호의 질 저하
  - 간호사 의욕 저하
- ㉡ 기구의 고장 : 간호 지연 및 사고발생 위험

② **물품관리지침 마련**
- ㉠ 물품 점검수칙 : 유용성, 청결성, 안정성, 편리성 등을 고려
- ㉡ 물품사용방법에 대한 지침서 게시·지휘·감독
- ㉢ 물품목록 비치
- ㉣ 물품 인계 및 인수장부 비치
- ㉤ 물품관리 문제점 해결과 개선방안모색을 위한 간호단위 내 집담회 운영

③ **물품관리방법** : 적정재고유지, 물품의 표준화, 물품의 재생, 비저장 재고의 처리, 가치분석기법 활용, 물품관리에 대한 직원 교육

3 약품관리

① **약품처방체계**

구분	내용
정규처방	의사가 처방을 취소하고 다른 처방을 낼 때까지 유지되거나 처방된 날짜가 만료될 때까지 지속
임시처방	의사의 처방명령 변경 시 혹은 응급 시 발행되는 처방으로 투약은 1일분 이내로 제한
퇴원처방	입원환자가 퇴원할 때 처방되는 것으로 투약일수는 의료보험기준과 외래처방에 준하여 제공
공휴처방	일요일이나 공휴일에 발행되는 처방으로 환자의 상황이나 처방 누락, 신규입원환자 등에 한하여 처방

② **약품관리 방법** ⭐

　　㉠ 환자 약은 경구약, 주사약을 개인별로 관리

　　㉡ 사용이 중단된 주사약은 즉시 반납

　　㉢ 응급약, 비상약은 반드시 인수인계

　　㉣ 유효일이 지난 약은 즉시 교환

　　㉤ 마약은 반드시 마약대장과 함께 마약장에 보관하며 근무교대 시 마약, 마약장 열쇠 인계 및 개인별 기록

③ **투약관리 지침** ⭐

　　㉠ 약품준비 및 투약 전 손 세정(무균법)

　　㉡ 약물 투여 시 5Right(정확한 양, 정확한 환자, 정확한 용량, 정확한 경로, 정확한 시간) 준수

　　㉢ 의사 처방을 완전하게 이해한 후 투약준비(정확한 약어와 도량형 단위 이해)

　　㉣ 투약을 준비한 간호사가 즉시 투약·확인

　　㉤ 설하, 질내, 직장 내 L - tube 등으로 투약되는 약은 간호사가 직접 투약

　　㉥ 물약이나 침전이 생기는 약은 반드시 흔들어서 투약

　　㉦ 정신과 환자 및 환자가 알면 안되는 경우를 제외하고는 약의 작용, 투여방법, 기대 효과를 환자에게 설명

　　㉧ 항생제 주사 시 시작 전 Skin Test를 시행하고 이상반응 시 즉시 담당의사와 수간호사에게 보고하고 환자 기록지에 기록

　　㉨ 투약시간과 간격 준수

　　㉩ 주사 부위나 주사 방법을 준수하며 마비가 있는 부위는 주사 제외

　　㉪ 서있는 상태에서 채혈이나 정맥주사 금지(혈관수축으로 인한 현기증 유발)

　　㉫ 정맥주사 부위와 정맥주사 Line은 72시간마다 교환

　　㉬ 정맥류, 하지부종, 순환상태가 좋지 않은 환자는 하지에 정맥주사 금지

　　㉭ 투약 실수 시 즉시 담당의사와 수간호사에게 보고

4 환자관리 ⭐

① 입원환자
  ㉠ 입원실을 깨끗하게 청소하고 침대, 침구, 환의, 필요한 준비물품 등과 병실의 기구류와 블라인드, 커텐 등을 점검하여 환자가 병실에 도착하기 전 병실 준비
  ㉡ 담당 간호사가 입원 생활안내서와 함께 설명하며 병동의 구조, 식사시간, 회진 · 면회시간 등 일괄 안내
  ㉢ 환자의 입원이 담당의사에게 알려졌는지 확인

② 퇴원환자
  ㉠ 가정에서 치료가 지속되도록 환자 · 보호자의 퇴원교육 시행
  ㉡ 퇴원 후 계속 약을 복용할 시, 약의 목적과 효과 및 정확한 용량, 복용기간, 복용방법, 보관방법, 장기복용 시 나타날 수 있는 부작용 등을 설명
  ㉢ 산모나 신생아의 경우 회음부의 청결과 유방관리, 젖 먹이는 법, 목욕시키는 법 등 교육
  ㉣ 퇴원 후 지속적인 치료가 필요할 경우 외래진료소 방문절차와 날짜, 보건 · 의료기관 안내
  ㉤ 퇴원 후 환자의 차트를 기록실에 보내기 전 빠짐없이 기록이 되었는지 확인

5 상처간호

1 상처 드레싱

구분	내용
드레싱의 종류	• 거즈(Gauze) • 투명 필름 드레싱(Transparent Film) • 하이드로 콜로이드(Hydrocolloids) • 하이드로 겔(Hydro Gels) • 폴리우레탄 폼(Polyurethane Foams)

2 욕창(Pressure Sore) ★

① 호발부위 : 천골, 대전자, 척추극상돌기, 무릎, 전면경골능, 후두골, 복사뼈, 발뒤꿈치 등
② 욕창의 위험요소 : 외부압력, 마찰과 응전력, 부동, 부적절한 영양, 피부 습기 및 온도
③ 욕창의 단계

구분	내용
1단계	발적은 있으나 피부손상 없음
2단계	표피와 진피를 포함한 부분적인 피부손상
3단계	심부 피부조직 손실, 건막에 가까운 깊은 진피손상과 조직 괴사
4단계	조직괴사, 근육, 뼈, 지지조직, 심부 피부조직의 광범위한 손상

④ 욕창 간호
  ㉠ 2시간마다 들어 올려서 체위변경
  ㉡ 뼈 돌출부위의 체중을 경감하기 위해 베개 사용
  ㉢ 뼈 돌출부위의 마사지는 금함
  ㉣ 실금 및 상처의 습기로부터 피부를 보호
  ㉤ 에어매트리스를 적용하여 신체부위 압박을 완화
  ㉥ 고단백 · 고비타민 영양공급

6 투약 ★

1 투약의 기본 원칙(5Right)

정확한 대상자명(Right Client), 정확한 약명(Right Drug), 정확한 용량(Right Dose), 정확한 경로(Right Route), 정확한 시간(Right Time)

2 투여 빈도

stat(즉시), bid(하루 두 번), tid(하루 세 번), qid(하루 네 번), q.o.d(하루 건너), qd(매일), q.h(매시간마다), q4h(4시간마다), hs(취침전), ac(식전), pc(식후), prn(필요시)

3 경구 투약

구분	내용
장점	• 가장 단순하고 경제적 • 부작용이 가장 적음
단점	• 치아 및 점막에 자극 가능성 • 오심 또는 구토, 흡인 위험성이 높으며 금식 환자에게는 불가

4 비경구투여

① 약물의 흡수 속도 : 정맥 < 근육 < 피하 < 경구

② 피하주사

구분	내용
장점	• 혈액순환이 원활할 경우 약물 흡수가 용이 • 신체 여러 부위에 주사할 수 있고 무의식, 연하곤란 환자 등에 구애 받지 않음
단점	• 주사침으로 인한 피부손상·감염 가능성 • 근육주사보다 느린 흡수
약물	인슐린, 헤파린

③ 주사부위 : 상완 외측 후면, 하복부, 대퇴 전면, 등의 상부, 배둔근 윗부분

④ 근육주사

구분	종류
장점	• 경구투여로 줄 수 없는 경우 투약 가능 • 경구 및 피하보다 약물의 흡수 속도가 빠름
단점	• 신경 및 혈관 손상 위험 • 경구 투약보다는 부작용이 빠르며, 공기 색전, 감염, 조직손상 위험성
금기	• 신경 및 골조직의 손상부위, 화농, 괴사부위 • 약물이 조직괴사를 일으킬 수 있는 경우 • 동통을 느끼거나 경결 부위가 있는 경우 • 근위축 대상자

⑤ 피내주사 : 알레르기 반응 검사, 투베르쿨린 반응 검사 등에 이용

구분	내용
장점	약물에 대한 반응을 눈으로 관찰 가능
단점	흡수가 가장 느림
주사부위	전박의 내측면, 흉곽 상부, 견갑골 아래

⑥ 정맥주사

구분	내용
장점	• 혈관 속으로 약물이 직접 투여되어 신속한 효과 • 지속적 약물 주입 가능 • 신체에 수분과 전해질 및 영양 제공 가능
단점	감염 및 부작용 가능성
합병증	혈종, 정맥염, 침운

⑦ 주입속도 계산

구분	내용
시간당 주입량	$\dfrac{\text{총 주입량}}{\text{총 주입시간(분)}}$
분당 방울수	$\dfrac{\text{전체 주입량} \times \text{방울수}}{\text{총 주입시간(분)}}$
1방울 점적 시 걸리는 시간	$\dfrac{24\text{시간} \times 60\text{분} \times 60\text{초}}{1\text{일 수액주입량}(ml) \times ml\text{당 방울수}}$

5 수혈

① 목적
    ㉠ 순환 혈액량 보충 위함
    ㉡ 급·만성 빈혈 시 적혈구 수 증가 및 혈색소 유지
    ㉢ 산소운반능력 증가 위해
    ㉣ 출혈로 인한 혈액 부족 시 혈량 보충

② 혈액 종류

구분		내용
전혈(Whole Blood)		급성 출혈, 대량의 출혈 시 혈액 보충 및 산소운반 제공
적혈구	적혈구 농축액 (Pack RBC)	• 급성 혈액 손실(사고 및 수술, 위장출혈) • 만성 혈액 손실(빈혈, 적혈구 기능 저하)
혈장	신선동결혈장(FFP)	혈액 응고인자 보충
혈소판	혈소판 농축액(PC)	혈소판 감소증, 혈소판 기능 장애 시 출혈예방

③ 간호

구분	내용
수혈 전 간호	• 수혈 전 환자의 ABO, Rh Type 검사 시행 • 수혈을 위한 정맥 Route 확보 : 18G ~ 20G • 과거 수혈 받은 경험 및 수혈부작용 유무, 환자가 알고 있는 혈액형 확인 • 활력징후를 측정하여 발열 유무 확인 • 혈액은행에서 혈액을 수령한 후 의료인 2명 이상이 수령한 혈액 확인
수혈 중 간호	• 수혈 여과장치가 있는 수혈세트 사용 • 수혈 중인 정맥로에 다른 수액제제를 같이 주입하지 않음 • 수혈 시작 후 첫 15분 이내에 대부분의 부작용 발생, • 부작용 발생 시 즉시 수혈을 중단하고 의사에게 보고 • 수혈기록지에 수혈 시작 시간, 종료시간, 부작용 발현 유무, 이상반응 등을 기록

④ 부작용 : 용혈반응, 발열, 알레르기 반응, 순환기계 부담

7 영양

1 경장영양

구분		내용
단기간 영양액 주입	비위관	• 비강을 통해 위까지 튜브 삽입 • 위 내용물을 흡인하거나 위세척, 가스 제거 위해서도 사용 • 폐흡인 위험성 높음
	비장관	• 비강을 통해 소장 윗부분까지 튜브 삽입 • 위내 병변이 있거나 위를 비우는 시간이 지연이 있는 환자에게 사용 가능 • 비위관보다 폐흡인 위험성 적음 • Dumping Syndrome이 나타날 수 있음 ※ **덤핑증후군**(Dumping Syndrome) : 음식물이 빠르게 소장으로 내려가며 생기는 증상이다. 고탄수화물 식이가 너무 빨리 장내 속으로 들어오면 인슐린이 과도하게 증가하며 저혈당이 발생한다. 오심, 구토, 현기증, 발한, 빈맥, 가스팽창, 설사, 복부경련 등의 증상이 나타난다.

2 총비경구영양(TPN : Total Parenteral Nutrition)

구분	내용
장점	포도당, 단백가수분해, 미네랄, 비타민으로 구성된 고장성 영양액을 말초 또는 중심정맥을 통한 효과적인 공급
단점	감염, 고혈당, 수분과다, 공기색전 주의

8 산소화 요구

1 흡인간호

구강 및 비강흡인(Oral and Nasopharyngeal Suction)	
목적	• 환자 스스로 분비물을 제거할 수 없을 때 분비물 흡인하여 기도유지 및 환기 • 호흡기 감염 예방 위해 • 검사물 채취
주의 사항	• 감염 예방을 위한 무균법 준수 • 흡인 전·후로 과산소화 되어야 저산소증 예방 • 흡인 시 환자의 얼굴색·맥박수·분비물의 양과 색을 관찰, 과도한 빈맥, 청색증, 서맥, 혈액 섞인 분비물이 관찰될 경우 즉시 흡인을 중단 후 산소 공급 및 의사에게 보고

2 ABGA : 호흡능력을 나타내는 지표로 동맥혈을 채취하여 산소포화도와 산·염기 불균형을 평가

검사	정상범위	비정상 및 의미			
pH	$7.35 \sim 7.45$	pH < 7.35	산증	pH > 7.45	알칼리증
PaO_2	$80 \sim 100mmHg$	PaO_2 < 80	저산소증	PaO_2 > 100	과산소증
$PaCO_2$	$35 \sim 45mmHg$	$PaCO_2$ < 35mmHg	호흡성 알칼리증	$PaCO_2$ > 45mmHg	호흡성 산증
HCO_3-	$22 \sim 26mEq$	HCO_3- < 22mEq	대사성 산증	HCO_3- > 26mEq	대사성 알칼리증

3 심폐소생술(CardioPulmonary Resuscitation)

① 순서

② 가슴 압박

구분	내용
위치	가슴뼈(Sternum) 아래쪽 1/2
깊이	약 5cm(최대 6cm 미만)
속도	100 ~ 120회/분

③ 전문기도기 삽입 후 : 6초당 1회 인공호흡

　　㉠ 소아는 가슴 두께의 최소 1/3, 깊이는 4 ~ 5cm 가슴 압박 시행

　　㉡ 가슴 압박 대 인공호흡 비율 : 30 : 2 (1인 구조자), 15 : 2 (2인 구조자)

9 배뇨·배변

1 배뇨

① 비정상 배뇨

　㉠ 소변량 : 무뇨, 핍뇨, 다뇨

　㉡ 소변양상 : 혈균뇨, 세균뇨, 당뇨, 단백뇨

　㉢ 배뇨 장애 : 배뇨곤란, 빈뇨, 긴빈뇨, 야뇨, 배뇨지연, 요실금, 유뇨증

② 도뇨관 삽입 목적

구분	내용
단순도뇨 (Simple Catheterization)	• 1회 도뇨관 삽입으로 방광 내 소변제거 • 배뇨 후 잔뇨량 측정 • 무균적인 소변 검사물 채취
유치도뇨 (Foley Catheterization)	• 환자 스스로 배뇨할 수 있을 때까지 장기간 유치 • 요도 폐쇄 방지 • 중환자의 소변량 측정 • 계속적 또는 지속적인 방광 세척

2 배변

① 청결(배출)관장(Cleansing Enema)

구분	내용
고장액(Hypertonic)	120 ~ 250ml
저장액(Hypotonic)	수돗물 500ml ~ 1L
등장액(Isotonic)	생리식염수 500ml ~ 1L
비눗물 용액(Soap Solution)	5000ml ~ 1L(물1L당 3 ~ 5g 비누)

② 정체관장(Retention Enema) : 직장과 S자 결장에 오일이나 약물을 주입하고 장에서 장시간 보유시키게 하여 대변배출 촉진

구분	내용
투약 관장(Medicated)	Kayexalate(고칼륨혈증 시), Neomycin(장수술 전후 세균감소)
오일정체 관장(Oil Retention)	글리세린, 광물성기름
영양 관장(Nutritive)	포도당
수렴 관장	생리식염수

③ 구풍관장(Carminative Enema) : 장내 가스가 배출되는 것을 촉진, 복부팽만 제거

10 안전 · 안위

1 안전

구분	항목	내용
★ 낙상	위험 요인	65세 이상, 보행 장애 및 균형감각 장애, 진정제 및 수면제 복용
	예방	• 침대 Side Rail 올리기 • 미끄럼 방지 슬리퍼 착용 및 바닥 물기 제거 • 적절한 조명을 설치하여 바닥을 밝힘, 야간등 사용 • 잠자기 전 화장실 다녀오도록 격려
억제대	기능	환자의 신체 움직임을 제한하여 환자 자신이나 타인의 손상을 예방하기 위해 적용
	주의 사항	• 환자의 움직임은 가능한 범위 내에서 최대로 허용 • 맥박 측정 및 피부색, 억제된 부위 감각 확인하여 혈액 공급 및 순환상태 확인 • 손가락 한 개 들어갈 정도의 여유 • 2시간마다 30분씩 억제대를 풀어서 순환 유지 • 관절 부위는 고정하지 않도록 하고 피부 손상 예방 위해 뼈 돌출부위에는 적용하지 않음

2 안위

통증사정도구	
NRS 측정	Numeric Rating Scale
VAS 측정	Visual Analogue Scale
FPRS 측정	Faces Pain Rating Scale
FLACC 측정	Face Leg Activity Cry Consolability Scale

수술 주기 간호

1 수술 전 간호 ⭐

① 수술 후 부동자세, 진정제 투여, 마취 등으로 인해 폐환기 감소로 무기폐(Atelectasis) 발생 및 기도 분비물 축적으로 기관지염 및 폐렴 발생 가능성 설명

② 심호흡은 호흡수를 줄여주고 최대 흡기량을 일정하게 유지시키며 폐용적 증가

③ 무기폐 예방 : Mouthpiece에 입술을 붙이고 숨을 크게 들이마시고 3 ~ 5초 참게 함

④ 기침과 지지
  ㉠ 환부를 지지해 기침과 심호흡을 시행
  ㉡ 눈이나 탈장 수술 시 기침으로 인한 압력으로 수술부위 손상을 가져오므로 금기

⑤ 하지운동
  ㉠ 수술 후 부동은 혈류를 느리게 하며 혈전생성 위험성을 증가시킴
  ㉡ 하지 근육을 긴장 및 이완시킬 수 있도록 등척성 운동 격려
  ㉢ 하지 정맥귀환량을 증진시키기 위해 수술 전 항혈전 스타킹 착용

⑥ 조기이상과 관절가동범위 운동 시행

2 수술 중 간호중재

구분		내용
감염 예방		• 수술실 간호사는 무균술 숙지 및 무균상태 유지 • 정확한 무균술로 물건 옮기기, 멸균상태 확인 및 정확하게 표시 • 수술복 착용, 스크럽, 가운 착용 등
수술부위 오류 방지	표시	지워지지 않는 펜으로 수술부위 표시
	타임아웃 (Time Out) 시행	수술 전 의료진이 서로 상호작용하여 확인 • 정확한 대상자 • 정확한 수술 • 정확한 부위 • 정확한 체위 • 약물
간호기록		수술기록지에 수술 정보를 기록
이물질 잔류 방지		수술 계수(거즈, 바늘, 수술기구 등)이 체내에 남지 않도록 확인
실혈량 측정		• 대상자의 실혈량을 추정치로 계산 • 수술 중 흡입기, 상처배액, 흉관, 세척액 등 계산
라텍스 알레르기 확인		수술 전 라텍스 민감성 확인

3 수술 후 간호중재 ★
① 심호흡, 사지 움직임을 격려하여 마취제 배출 증진
② 마취에서 깨어나면 혼돈이 나타날 수 있으므로 침상난간을 올리며 관찰
③ 척수마취 환자는 뇌척수액 유출로 두통이 발생할 수 있으므로 두통 시 수분섭취 증가, 머리를 편평하게 눕힘
④ 수술 직후 인두반사 회복 시까지 머리를 비스듬히 옆으로 한 자세나 측위를 취함
⑤ 효율적 기침, 분비물 제거, 산소요법, 호흡운동 격려
⑥ 매 15분마다 활력징후를 평가하여 순환기능 장애 확인
⑦ 수술 후 부정맥, 고혈압, 저혈압이 생기는지 관찰
⑧ 수술부위 배액량과 출혈이 증가되지 않는지 사정
⑨ 수술 직후 2시간 내에 오심, 구토 발생하기 쉬우므로 필요시 시원한 수건과 얼음 제공

P A R T

III

면접 평가요소별
예상 질문

면접 평가요소별 예상 질문

면접은 보통 해당 직무수행에 필요한 능력 및 적격성을 5가지 요소로 평가한다. 평가요소는 전문지식과 그 응용력, 의사발표의 정확성과 논리성, 예의 · 품행 및 성실성, 창의력 · 의지력 · 발전가능성, 의료인으로서의 정신자세이다. 각 요소마다 병원 인재에 적합하도록 답변을 준비하는 것이 필요하다.

1 전문지식과 그 응용력

Q 운동성 실어증 종류에는 무엇이 있습니까?

운동성 실어증은 대뇌의 손상에 의한 언어장애로, 증상에 따른 종류와 원인을 설명하도록 한다.

Q 수혈 시 주의해야 하는 증상은 무엇입니까?

수혈의 목적에 대해 분명하게 알고 있어야 하며, 수혈 시 주의사항과 더불어 수혈 반응 시 간호도 함께 설명하도록 한다.

Q 수술실 간호사의 역할은 무엇입니까?

소독 간호사와 순환 간호사의 역할 구분을 명확히 하여 설명하도록 한다.

Q 혈액형 검사와 PT가 말하는 혈액형이 다른 경우 PT에게 어떻게 고지하겠습니까?

치료적 의사소통의 기술 중 정보제공하기(Providing Information)를 사용하여 대상자가 원하거나 필요한 경우 정보를 제공하고 전문 지식을 알려주도록 한다.

Q 혈액 수혈을 잘못한 경우 어떻게 하겠습니까?

즉시 수혈을 중단하고 생리식염수로 대치하여 정맥 주입로를 확보하며, 수술 종료 후 호흡곤란 등의 위해가 발생할 시 인공호흡기 치료를 한다.

Q 투약 시 6R(혹은 7R)에 대해 알고 있습니까?

정확한 대상자(The Right Client), 정확한 약물(The Right Drug), 정확한 용량(The Right Dose), 정확한 경로(The Right Route), 정확한 시간(The Right Time), 정확한 기록(The Right Documentation) + 정확한 교육(The Right Teaching)

Q 역격리에 대해 알고 있습니까?

면역력이 약한 환자를 외부 균으로부터 보호하는 것으로 대상과 더불어 간호에 대해 설명하도록 한다.

Q 편마비가 온 PT가 화장실을 가려고 할 때 어떻게 보조하겠습니까?

마비측 혹은 건측을 밑으로 하여 일어나기를 보조한다. 일반 변기로 옮겨 앉는 방법과 환자용 변기를 사용하는 경우를 설명하도록 한다.

Q 장기기증에 대해 본인의 생각을 말해보세요.

장기기증은 질병과 사고 등의 이유로 기능을 소실한 환자들의 유일한 치료 방법이다. 현재 우리나라는 대기자만 약 3만 4천 명에 달하나 기증자는 약 600여 명에 그쳐 수입에 의존하고 있다.

Q 범죄자가 응급실에 실려 왔을 경우 어떻게 하겠습니까?

의료윤리와 개인의 가치관에 마찰이 생겨 회의감이 들 수 있으나, 환자의 배경은 의료인과 관련이 없어야 한다.

Q 낙태에 대해 어떻게 생각합니까?

낙태 시 여성만 책임을 지는 것은 평등하지 못하다는 찬성 측 입장과 최소한의 도덕을 규정해야 하며 출산율을 고려해야 한다는 반대 측 입장이 대립하고 있다.

Q 최근 코로나19로 인한 병동 근무 시간 초과에 대해 어떻게 생각합니까?

자신의 의견을 솔직하게 제시하되, 가치관의 건전성을 의심받을 수 있는 답변은 주의한다.

Q 수술실 CCTV 설치 의무화에 대해 어떻게 생각합니까?

의료사고를 예방하기 위해 설치가 필요하다는 찬성 측 입장과 환자와 의료진 모두의 사생활 침해라는 반대 측 의견이 대립하고 있다.

Q 간호 · 간병통합서비스 확대에 대한 입장을 말해보세요.

환자의 보호자나 간병인 없이 간호사와 간호보조 인력들이 24시간 환자를 간호하는 제도를 말한다. 개인적으로 간병인을 두기 어려운 환자들을 위해 도입된 제도이며 입원 서비스의 질을 높여 환자들의 만족도는 올라갔으나, 간호사들은 감정노동의 스트레스로 근무환경 개선방안이 필요하다.

Q 미디어 매체에서 간호사를 소비하는 방식에 대해 어떻게 생각합니까?

미디어 매체에서 간호사를 선정적인 이미지로 소비하는 것은 이미 사회에 만연한 간호사 성적 대상화 풍조를 드러낸다. 이는 미디어 매체가 사회적 영향력을 감안하여 사회적 책임을 느껴야 할 것임을 피력한다.

Q PA에 대한 견해와 해결방안을 말해보세요.

의사 파업 당시 PA(Physician Assistant)나 전문 간호사가 의사의 일부 진료 업무를 대행했으나, 불법 행위로 내몰려 사회적 문제로 불거지기도 했다. 2015년 전공의의 주당 최대 수련시간을 제한하면서 전공의 업무 일부를 PA가 맡게 되었다. 반면 전문 간호사는 전문성과 자율성을 살려 환자에게 질 높은 서비스를 제공하지만, 업무 범위가 구체화되지 않아 일부는 불법 의료행위로 간주되고 있다.

면접 평가요소별 예상 질문

3 예의·품행 및 성실성

Q 개인적으로 힘들었던 시기가 있습니까?

노력에 비해 결과가 나오지 않았을 경우 등 극복할 수 있는 사례를 들며, 극복한 방법도 함께 준비하는 것이 좋다.

Q 직업 특성상 자신보다 어린 선배가 존재할 텐데, 어떻게 생활하겠습니까?

나이를 내세우기보다 선배의 경력과 능력을 먼저 생각하며 조직에 융화할 수 있는 방안을 준비하는 것이 좋다.

Q 1분 동안 자기소개 해보세요.

면접의 기본 질문으로, 제출한 자기소개서를 바탕으로 본인의 지원동기와 자신의 가치관을 담도록 한다. 이때, 너무 장황하게 답변하기보다 자신의 장점을 부각시켜 답변하도록 한다.

Q 어떤 아르바이트를 경험이 있습니까?

여러 경험을 해본 것은 좋으나 너무 많은 경우 참을성이 없어보이므로 주의하여 답변하고, 아르바이트가 자신에게 도움이 되었던 점을 밝히는 것이 좋다.

Q 면접 장소에는 언제 도착하였습니까?

평소 태도 및 계획성을 알 수 있는 질문으로 일찍 도착하여 준비했다는 것을 가볍게 언급하는 것이 좋다.

Q 배려는 무엇이라고 생각합니까?

가치관이 드러나는 질문으로, 자신이 생각하는 배려의 정의와 최근에 본인이 배려한 경험을 함께 답변하는 것이 좋다.

Q 간호사는 언제부터 꿈꿔왔습니까?

자신의 소신과 간호사를 선택한 이유를 함께 적용하여 답변하는 것이 좋다.

Q 평소 생활신조는 무엇입니까?

생활신조보다 그를 통해 어떤 영향을 얼마나 받았으며 자신의 삶에 어떻게 적용하고 있는지 답변하도록 한다.

Q 최근 6개월 내에 봉사활동 경험이 있습니까? (봉사활동에 대해 어떻게 생각합니까?)

반드시 크고 대단한 봉사일 필요는 없다. 자신이 생각하는 봉사와 자신의 경험, 그리고 느낀 점을 답변하도록 한다.

Q 자신이 가장 인내했던 일은 무엇입니까?

태도와 성품을 알 수 있는 질문으로, 경험과 함께 자신에게 미친 영향까지 답변하는 것이 좋다.

4 창의력·의지력·발전가능성

Q 실습 중 배우지 말아야 했던 간호사와 만난 경험이 있었습니까?

선배 간호사의 험담보다는 자신은 어떤 자세로 임할지에 대해 답변하도록 한다.

Q 환자와 간호사가 서로 의견이 충돌될 때에 어떻게 대처하겠습니까?

환자의 이야기를 충분히 듣고 공감과 수용, 의견 피드백 등을 통해 환자에게 이로운 선택이 되도록 진행하여야 한다.

Q 자신의 영어능력을 어떻게 활용하겠습니까?

단순히 외국인 환자를 응대하겠다는 답변보다는 자신이 가진 영어능력으로 전문지식을 보충하는 등 자기개발에 힘쓰겠다는 방향이 좋다.

Q 우리 의료원의 비전에 대해 알고 있습니까?

병원 정보는 미리 숙지하며, 자신의 가치관과 합치하여 지원하였음을 언급하는 것이 좋다.

Q 환자가 소리를 지르고 행패를 부린다면 어떻게 대처하겠습니까?

위기대처 능력을 알 수 있는 질문이다. 환자에게 설득과 회유를 통해 유연하게 대처할 것임을 보여준다.

Q 자신을 동물에 비유한다면 어떤 동물입니까?

게으르거나 개인 성향이 강한 동물보다는 무리 생활을 하며 긍정적인 이미지를 가진 동물에 비유하는 것이 좋다.

Q 오프 날 무엇을 하며 시간을 보내겠습니까?

시간을 어떻게 관리하는지, 외향형인지 내향형인지 알 수 있는 질문이다. 오프 날에 지인을 만난다는 답변도 좋지만 그로인해 다음날 업무에 지장이 있을 것 같다는 인상을 남기지 않도록 주의한다.

Q 스트레스를 해소하는 자신만의 방법은?

환자 또는 선후배 관계 등 다양한 스트레스 요인이 존재한다. 빈번하고 피할 수 없는 스트레스를 건강하고 바람직하게 해소할 수 있도록 한다.

Q 선배 간호사와의 의견이 충돌하였을 때 어떻게 대처하겠습니까?

선배 간호사의 의견과 자신의 역할 및 임무를 파악하고 자신의 의견을 다시 한 번 검토해 본다는 정도가 적절하다.

Q 첫 월급은 어떻게 사용하겠습니까?

자세한 금액을 밝힐 필요는 없다. 경제적 관념을 유추할 수 있으며 대인관계와 소비 취향까지 파악할 수 있다. 부모님이나 고마운 지인, 자기개발에 투자하겠다고 답변하는 것이 좋다.

면접 평가요소별 예상 질문

5 의료인으로서의 정신자세

Q 어떤 마음가짐으로 입사하겠습니까?

의료윤리에 부합하는 마음가짐으로 임하겠다는 답변이 좋다.

Q 간호사에게 필요한 역량은 무엇입니까?

한국간호사 윤리강령 가운데 자신이 중요하게 생각하는 윤리의식과 이유를 함께 제시하도록 한다.

Q 간호사의 역할 중 가장 중요하다고 생각하는 역할은 무엇입니까?

의료 업무뿐만 아니라 병원 행정의 전반을 파악하고 기획, 실행하는 등 간호사의 역할은 다양하다. 한 가지 역할만을 언급하기보다 전반적인 간호 업무를 언급하고 그 중 자신이 중요하게 생각하는 역할과 이유를 제시하는 것이 좋다.

Q 의사의 처방이 잘못되었을 때 어떻게 대처하겠습니까?

간호사 윤리강령에 따라 안전한 간호를 위해 다시 한 번 확인할 것을 요청한다는 답변이 좋다.

Q 자신이 생각하는 바람직한 간호사는 어떤 모습입니까?

자신의 경험과 함께 본받고 싶은 간호사의 모습을 제시하도록 한다.

Q 간호를 어떻게 정의하고 있습니까?

사전적 정의로는 대학의 간호학과를 졸업하고 전문적인 지식과 실무 능력으로 면허를 취득한 의료인이나, 개인적인 견해를 담아 답변하도록 한다.

Q 나이팅게일 선서에 대한 자신의 생각은?

나이팅게일 선서에 대해 개인적으로 느낀 점(나이팅게일이 전하는 정신, 나의 마음가짐 등)을 함께 제시하는 것이 좋다.

Q 간호 업무의 적성과 보수 중 어느 것이 더 중요하다고 생각합니까?

간호사는 특히 소명을 가지고 하는 업무인 만큼 자질과 적성이 중요하다. 적절한 보수가 동기부여가 될 수 있지만 업무 만족도가 우선시 되어야 한다.

Q 친절한 간호는 무엇이라고 생각합니까?

환자의 상태와 입장을 고려하고 적절한 간호중재를 취하는 등 자신의 경험과 견해를 함께 제시하도록 한다.

Q 간호사가 다른 직업과 차별화 되는 가치는 무엇이라고 생각합니까?

국가와 인류사회에 공헌하는 숭고한 사명으로 행하는 직업임을 자신의 견해를 함께 제시하도록 한다.

Q 간호사의 역할 중 가장 중요하다고 생각하는 역할은 무엇입니까?

Keyword   #   #   #

Q 최근 코로나19로 인한 병동 근무 시간 초과에 대해 어떻게 생각합니까?

Keyword   #   #   #

면접 예행연습

Q 어떤 마음가짐으로 입사할 것인지 말해보시오.

Keyword   #   #   #

Q 병원 홈페이지에서 무엇을 보았는가?

Keyword   #   #   #

Q 환자가 없어졌을 경우 어떻게 대처할 것인가?

Keyword   #   #   #

Q 설사와 탈수에 관련된 간호진단 세 가지를 말해보시오.

Keyword   #   #   #

Q 신규 간호사로서 선후배관계를 잘 적응하고 유지하기 위한 자신만의 능력을 말해보시오.

Keyword #   #   #

Q 콜과 IV가 빠진 환자 두 상황 중 무엇을 우선으로 처리할 것인가?

Keyword #   #   #

homepage   goseowon.com
            sojungedu.co.kr
blog   blog.naver.com/goseowongak
instagram   @swk_book

인생에 뜻을 세우는데 있어

늦은 때라곤 없다.

볼드윈

(주)서원각

대표번호 | 070-4233-2507
교재주문 | 031-923-2051
홈페이지 | www.goseowon.com
주   소 | 경기도 고양시 일산서구 덕산로 88-45(가좌동)
문   의 | 카카오톡 플러스 친구 [서원각]